Karin Drooff / Dr. med. Susanne Kammerer

Rat und Hilfe bei
Gicht

Mit gesunder Ernährung, die schmeckt, natürlichen Heilmethoden und
Bewegung die Harnsäurewerte regulieren und Beschwerden vorbeugen

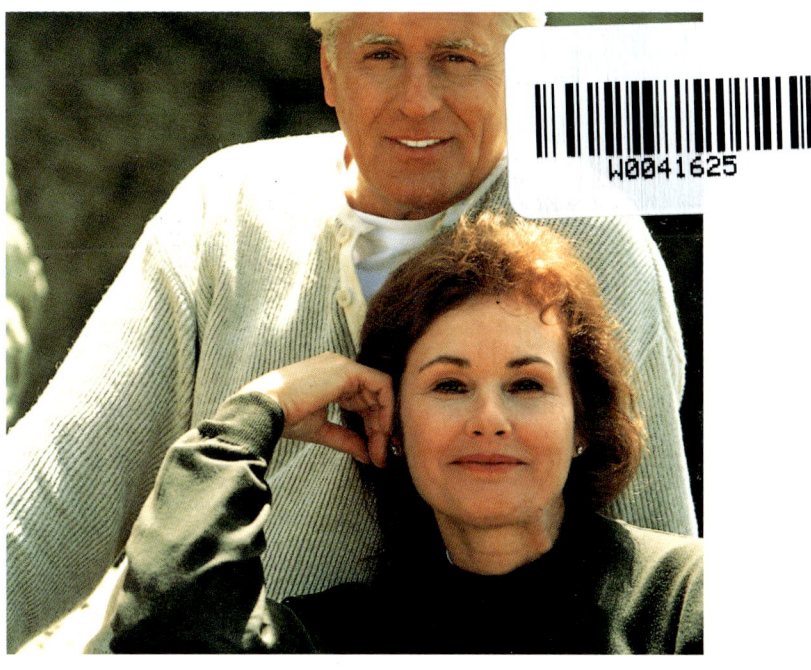

SÜDWEST

Inhalt

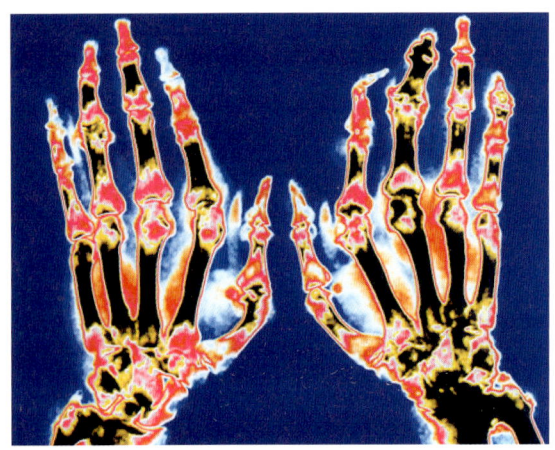

Bei Gicht im chronischen Stadium treten Gelenkveränderungen auf.

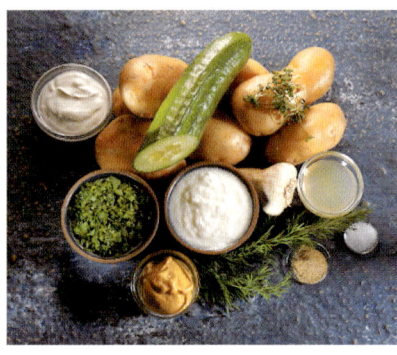

Eine Ernährungsumstellung kann das Schlimmste verhindern.

Das Kreuz
mit dem Gewicht   61

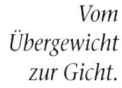

*Vom
Übergewicht
zur Gicht.*

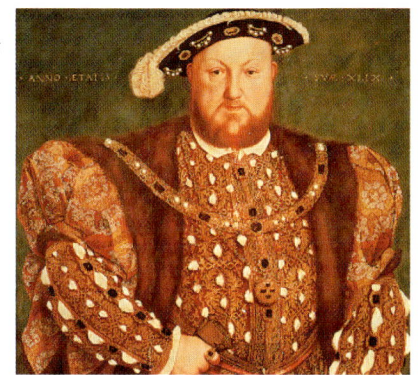

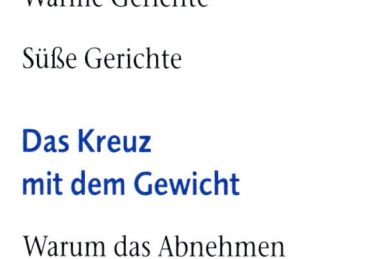

*Schlemmen,
aber das
Richtige.*

Gicht und Freizeit   80

Über dieses Buch   95

*Den Körper
von der Gicht
»wegbewegen«.*

Vorwort

Gicht gehört zu den Krankheiten, von denen man immer wieder und immer häufiger hört. Gerade in der heutigen Zeit leiden viele Menschen an dieser Erkrankung, und noch mehr Menschen sind direkt oder indirekt von ihr betroffen, weil Familienmitglieder oder Freunde erkrankt sind. Das war nicht immer so. Gicht ist eine Wohlstandserkrankung, an der früher meist nur die Reichen litten. Ihre Hauptursache ist das unmäßige Essen und Trinken in Verbindung mit einem Mangel an Bewegung.

Die Erhaltung der Gesundheit durch sinnvolle Ernährung und Bewegung ist ein erstrebenswertes Ziel für die ganze Familie.

Überprüfen Sie Ihre Gewohnheiten

Aufklärung über das Wesen der Gicht ist nicht nur wichtig, wenn die Erkrankung bereits ausgebrochen ist. Sie wendet sich an alle, denn richtige Lebensführung trägt in großem Maße dazu bei, nie an Gicht zu erkranken. Das ist ein durchaus lohnendes, vor allem aber erreichbares Ziel, denn nicht viele Krankheiten können durch die Lebensweise so positiv beeinflusst werden wie die Gicht.

Eine sinnvolle Umstellung der Lebensgewohnheiten ist etwas, das die ganze Familie oder Lebensgemeinschaft angeht. Vollständig kann sie nur gelingen, wenn alle an einem Strang ziehen. Aber es lohnt sich, denn auch wenn nur ein Mitglied Ihrer Familie an Gicht erkrankt ist, wird die notwendige Umstellung der Nahrung und Gewohnheiten der Gesundheit aller zugute kommen.

Was Sie in diesem Ratgeber finden

Dieser Ratgeber will Ihnen nun beileibe nicht die Freude am guten Essen und Trinken verderben, sondern er soll Sie darüber informieren, was Sie tun können, um Genuss und Gesundheit in Einklang zu bringen, Ihr Wohlbefinden zu steigern – und die Entstehung der Gicht zu vermeiden. Sie werden in diesem Buches sicher vieles entdecken, was

Sie schon im Zusammenhang mit anderen Erkrankungen gehört haben, denn Gicht ist häufig mit weiteren gesundheitlichen Problemen wie z. B. Übergewicht verbunden.

Der Aufbau des Ratgebers

Zu Beginn erhalten Sie ausführliche Informationen und Aufklärung über die medizinischen Hintergründe, damit Sie verstehen, was Gicht auslösen kann und wie sie verläuft. Wir werden Ihnen die möglichen klassischen Therapieformen vorstellen, damit Sie wissen, was Ihr Arzt tun kann, um Ihnen zu helfen. Dabei werden Sie erfahren, warum Ihre Mithilfe und Ihre Zusammenarbeit mit dem Arzt ein so wichtiger Pfeiler für eine erfolgreiche Gichtbehandlung sind. Wir stellen Ihnen eine gesunde und sinnvolle Ernährung sowie geeignete Sportarten vor. Ferner haben wir für Sie viele Tips und Tricks, wie Sie die gesetzten Ziele in kleinen Schritten erreichen, damit Sie nicht die Flinte gleich wieder ins Korn werfen, weil Ihre Erwartungen und Anforderungen möglicherweise zu hoch waren. Wir hoffen und wünschen Ihnen, dass Sie so dauerhafte Schäden vermeiden und weiterhin ein aktives Leben führen, in dem Sie nicht auf Spaß und Genuss verzichten müssen.

Durch Eigeninitiative, vernünftige Lebensweise, ausreichend Bewegung und vollwertige Ernährung können Sie die Gicht günstig beeinflussen und Ihr Leben bereichern.

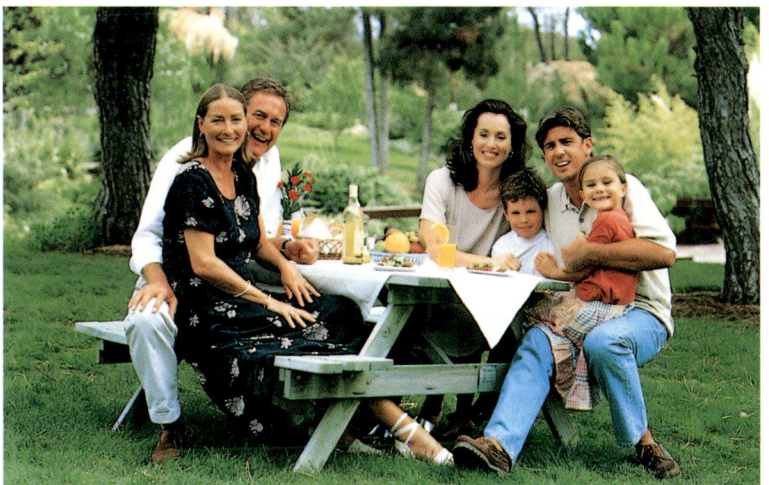

Nicht jeder festliche Anlass muss zur kalorienreichen und belastenden Völlerei werden. Genießen kann man auch auf eine gesunde Art und Weise.

Gicht – Geißel der Menschheit

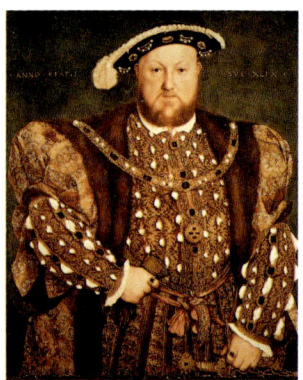

Hans Holbeins Gemälde aus dem Jahr 1540 zeigt den gichtkranken Heinrich VIII. in seiner ganzen Fülle.

Historische Gichtpatienten

Aus der Geschichte ist uns eine Vielzahl prominenter Gichtkranker bekannt, wie z. B. Karl V., Philipp II. und Heinrich VIII. Vielleicht verdanken wir diesem Leiden sogar eines der bedeutendsten Kunstwerke der Renaissance: Angeblich schuf Michelangelo nämlich die Pietà, um sich von den heftigen Schmerzattacken der Gicht abzulenken. Schon seit Jahrtausenden gilt die Gicht als typische Erkrankung infolge von Wohlstand – oder besser von Wohlleben.

Historische Erklärungen und Behandlungen

Völlerei und Prasserei bei zu geringer Bewegung führten auch in früheren Zeiten zu den schmerzhaften und auf die Dauer schädigenden Gichtanfällen.

Über die Jahrhunderte fehlte es auch nie an – aus heutiger Sicht gewagten – Erklärungen dafür, wie es zu einer Gichterkrankung komme. Eine Zeit lang glaubte man z. B., dass die Gicht von Intelligenz, Sozialstatus und Tatkraft abhängig sei.

Im Mittelalter diente die aus der Antike übernommene Lehre von den Körpersäften als Erklärungsmodell für Krankheiten. Dementsprechend unterteilte man die Gicht nach drei Ursachen, die jeweils eine unterschiedliche Behandlung erforderten: Eine Gichtart sei durch Blut, eine andere durch Galle und eine dritte Art durch Schleim hervorgerufen. Die durch Blut hervorgerufene Gicht wurde mit Aderlässen behandelt, Blut bildende Speisen wie Schweinefleisch oder süße Weine waren verboten. Die zweite Gichtform versuchte man durch Abführen zu kurieren. Gegen die schleimbedingte, kalte Gicht sollten Abführmittel, aber auch die Milch einer schwarzen Kuh sowie Salben aus Terpentinharz, Wachs und Öl helfen. Aus heutiger Sicht allerdings stellen sich die Gicht sowie Ihre Behandlungsmöglichkeiten ganz anders dar.

Was ist Gicht?

Gicht ist eine Krankheit, die entstehen kann, wenn sich im Blut zu viel Harnsäure ansammelt. Diese lässt sich als überhöhter Harnsäurewert bei einer Laboruntersuchung des Bluts nachweisen. Der Arzt spricht dann von Hyperurikämie.

Harnsäure kommt im Blut jedes Menschen vor. Sie entsteht als Endprodukt des Abbaus von Purinen. Purine entstehen einerseits als natürliches Produkt des Zellstoffwechsels, andererseits werden sie mit der Nahrung aufgenommen.

Jeder Mensch braucht Purine

Für seine äußerst komplexen und vielfältigen Aufgaben benötigt der menschliche Körper die verschiedensten Stoffe. Diejenigen, die ihm nicht direkt mit der Nahrung zugeführt werden, müssen vom Körper selbst hergestellt werden. Zur Synthese dieser Stoffe benötigen wir zusätzliche Bestandteile aus der Nahrung.

Zu diesen lebenswichtigen Bausteinen gehören auch die Purine. Es handelt sich hierbei um organische Stickstoffverbindungen. Purine sind zentrale Bestandteile der Aminosäuren, aus denen die Erbinformation (Desoxyribonukleinsäure) einer jeden Körperzelle aufgebaut ist. Die DNA wiederum steuert je nach Aufgabe einer Zelle deren Aktivität bei der Energiegewinnung oder in Stoffwechselprozessen und ist für die Zellvermehrung im Organismus unerlässlich.

Auf das Gleichgewicht kommt es an

Der Körper stellt ständig Purine her und benutzt dazu in großem Maße Bausteine, die schon beim Abbau angefallen sind. Für die verschiedenen Stufen des Abbaus von Purinen sorgen Enzyme (früher Fermente genannt). Eines der dabei entstehenden Abbauprodukte ist die Harnsäure. Sie wird dann mit dem Blut zu den Nieren transportiert und von dort teils über den Harn ausgeschieden, teils rückresorbiert und erneut in den Purinstoffwechsel eingeschleust.

Gicht ist heute nach dem Diabetes mellitus die zweithäufigste Stoffwechselerkrankung. Das Risiko, an Gicht zu erkranken, ist umso größer, je höher der Harnsäurespiegel im Blut ist. Ursache der Hyperurikämie ist entweder eine vermehrte Neubildung oder eine verminderte Ausscheidung von Harnsäure. Das Gleichgewicht kann durch falsche Ernährung und/oder aufgrund eines angeborenen Enzymdefekts gestört sein.

Keine Gicht bei Tieren

Nur Menschen und Menschenaffen können an Gicht erkranken. Alle übrigen Tiere verfügen über das Enzym Uratoxidase, das die Harnsäure in einen unschädlichen und leicht wasserlöslichen Stoff, das Allantoin, abbauen kann.

Im Gegensatz zum Menschen können die meisten Tiere mit Hilfe eines weiteren Enzyms die Harnsäure in ungefährliche Produkte abbauen. In Experimenten wurde immer wieder versucht, das verloren gegangene Enzym zu isolieren und in die Blutbahn zu spritzen, um so den Harnsäurespiegel zu senken. Leider reagiert der Körper auf die Injektion dieses körperfremden Enzyms mit allergischen Reaktionen, was eine wiederholte Anwendung ausschließt.

Harnsäurewerte kontrollieren

Der normale Harnsäurespiegel im Blut beträgt bis zu 5,5 Milligramm pro 100 Milliliter bei Frauen bzw. bis zu 6,5 Milligramm bei Männern. Die Neubildung der Harnsäure im Körper und ihre Ausscheidung über die Nieren stehen beim Gesunden in einem Gleichgewicht.

Von Hyperurikämie spricht man erst dann, wenn der Harnsäurewert im Blutserum 6,5 Milligramm pro 100 Milliliter überschreitet. Für die Diagnose »Gicht« reicht dies jedoch noch nicht aus. Nur bei etwa jedem zehnten Hyperurikämiker kommt es auch tatsächlich zur manifesten Gicht.

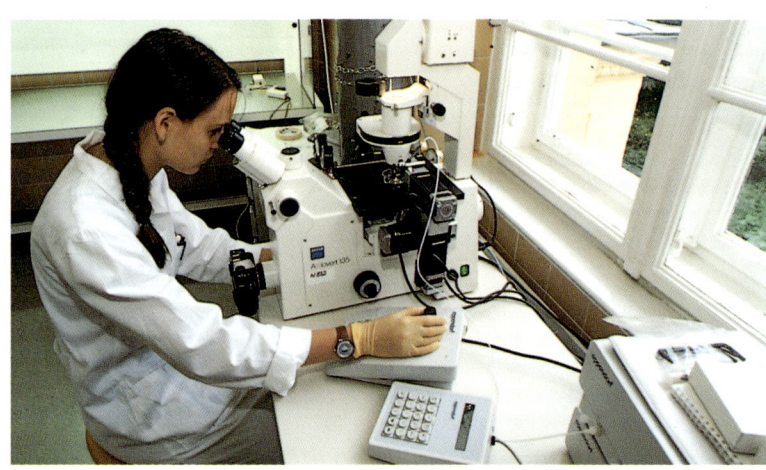

Durch Blutabnahme und anschließende Blutuntersuchung kann der Harnsäurespiegel bestimmt werden.

Gefährliche Kristalle

Harnsäure ist schlecht wasserlöslich und kann Kristalle bilden. Diese Kristalle bestehen aus den Salzen der Harnsäure und werden Urate genannt. Das Blut kann nur eine bestimmte Menge von Harnsäure transportieren. Je höher die Konzentration an Harnsäure ist, desto wahrscheinlicher ist es, dass sich an einer oder gar mehreren Stellen des Körpers Uratkristalle ablagern. Diese Ablagerungen führen dann zu den gefürchteten Gichtanfällen.

Gefährdete Gewebe

Besonders häufig betroffen sind solche Stellen, an denen Gewebearten mit einem langsamen Stoffwechsel anzutreffen sind. Hierzu gehört der gesamte passive Bewegungsapparat, der aus Knochen, Sehnen, Bändern, Knorpel und Gelenkkapseln besteht. In ca. 50 Prozent aller Fälle ist das Grundgelenk der Großzehe die erste Stelle, die befallen wird. Der Mediziner spricht dann von Podagra.

Darüber hinaus erfolgt die Kristallisation schneller, wenn die Temperatur an einer Stelle unter der normalen Körpertemperatur liegt. Deshalb ist auch der Ohrknorpel eine bevorzugte Stelle für die Ablagerung von Uratkristallen. Die Kristalle rufen beim Menschen akute Entzündungsreaktionen hervor, denn sie werden von der körpereigenen Abwehr als unnatürlich erkannt und daher bekämpft. An den Ablagerungsstellen kommt es zu Rötungen, Schwellungen, Einschränkungen der Gelenkfunktion und zu starken Schmerzen.

Auffällig ist, dass die Gelenke der unteren Extremitäten, also der Beine und Füße, zehnmal so häufig von den Auswirkungen der Gicht betroffen sind wie die Gelenke der oberen Extremitäten (Arme, Hände). Es wird angenommen, dass dies auch eine Folge der stärkeren mechanischen Beanspruchung der Fußgelenke ist.

Folgende Gelenke sind besonders anfällig (Reihenfolge nach abnehmender Häufigkeit): das Großzehengrundgelenk, das Sprung- und Fußwurzelgelenk, das Kniegelenk, die Finger- und Handgelenke, das Schultergelenk sowie die Wirbelsäule und das Hüftgelenk.

Erhöhte Harnsäure allein macht noch keine Beschwerden. Eine regelmäßige Blutuntersuchung beim Hausarzt hätte manchem Gichtpatienten Leiden erspart. Die meisten Gichtpatienten haben vor dem Ausbruch der Krankheit schon jahrelang zu hohe Blutharnsäurewerte.

Die Körpertemperatur ist umso niedriger, je weiter sich ein Körperteil vom Rumpf entfernt befindet. Besonders gefährdet sind also Finger und Hände, Zehen und Füße sowie die Ohrknorpel.

Der erste Gichtanfall

Ein Mann schreckt plötzlich mit Schmerzen aus dem Schlaf. Verwirrt schaut er auf seinen Wecker auf dem Nachttisch. Es ist erst drei Uhr morgens, und eigentlich müsste er prima schlafen. Vor ein paar Stunden ist er 40 Jahre alt geworden, und das hat er mit all seinen Freunden und der ganzen Familie gebührend gefeiert. Schon seit mehreren Tagen waren die Vorbereitungen für das exzellente Essen gelaufen. Der Gänsebraten war der Höhepunkt des Abends, und auch der schottische Räucherlachs mit Reibeküchlein wurde von den Gästen sehr gelobt. Alle ließen sich seinen besten Rotwein prächtig schmecken, und zu Mitternacht wurde mit Champagner angestoßen. Ein gelungenes Fest! Warum nur tut plötzlich seine rechte Großzehe so weh? Er überlegt, ob er sich vielleicht irgendwo gestoßen hat, und versucht wieder einzuschlafen. Dies will aber nicht so recht gelingen, denn die Schmerzen werden stärker, breiten sich im ganzen Fuß aus, und bald beginnt er auch zu frösteln.

Schließlich kann der Mann sogar das Gewicht der Bettdecke auf seinem Fuß nicht mehr ertragen. Er beschließt, seine Frau zu wecken, die dann zum Telefon eilt, um den Hausarzt zu rufen. Glücklicherweise ist der schnell zur Stelle. Ein Blick auf den schmerzenden Fuß und die Erzählung von der Geburtstagsfeier bringen schnell den Verdacht: Dieser Patient hat seinen ersten Gichtanfall.

So oder ähnlich könnte die Geschichte eines Gichtpatienten beginnen. Aber auch die Gicht ist eine Krankheit mit vielen Gesichtern.

> Frauen erkranken wesentlich seltener an Gicht als Männer. Das liegt u. a. daran, dass die Östrogene die Ausscheidung der Harnsäure über die Nieren erhöhen. Das gilt jedoch nur bis zu den Wechseljahren. Reduziert der Körper die Produktion dieser Hormone, steigt auch für Frauen die Gefahr, an Gicht zu erkranken.

Häufigkeit von Gicht

Bei den heutigen Ernährungsgewohnheiten kann man davon ausgehen, dass ein bis zwei Prozent der Erwachsenen früher oder später an Gicht erkranken. Männer sind hiervon sehr viel häufiger betroffen als Frauen. Ihr Risiko zu erkranken ist drei- bis siebenmal höher als das von Frauen. Der erste Gichtanfall tritt bei den betroffenen Männern in der Regel zwischen dem 30. und 40. Lebensjahr auf, bei den Frauen zwischen dem 50. und 60. Lebensjahr.

Unterschiedliche Formen von Gicht

Grundsätzlich wird die Gicht unterteilt in die sogenannte primäre oder angeborene Gicht und eine sekundäre Form, die als Folge anderer Krankheiten auftritt.

Primäre Gicht – eine Erbkrankheit?

So viel ist sicher: Wenn in einer Familie bereits Fälle von Gicht aufgetreten sind, tragen die Familienmitglieder ein höheres Risiko zu erkranken als der Rest der Bevölkerung: 12 bis 25 Prozent der Verwandten von Gichtkranken haben Hyperurikämie, aber nur 0,1 bis 0,8 Prozent der Bevölkerung. Wenn also Angehörige bereits unter Gicht gelitten haben, sollte dem Harnsäurespiegel besondere Aufmerksamkeit gezollt werden, da es nicht unwahrscheinlich ist, dass dieser erhöht ist oder im Laufe des Lebens ansteigt.

Bei Patienten mit einer vererbten Anlage zur Gicht besteht häufig eine verminderte Fähigkeit zur Ausscheidung der Harnsäure durch die Nieren. Genauere Angaben darüber, wie die Gicht vererbt wird, lassen sich derzeit noch nicht machen. Es wird vermutet, dass nicht nur unterschiedliche Gene, sondern auch verschiedene Erbgänge an der Entstehung der Gichtarten beteiligt sind. Diese Tatsachen sollten jedoch für den Einzelnen kein Grund zur Angst sein, sondern vielmehr ein Ansporn, sich über die Krankheit zu informieren, um sich frühzeitig durch vorbeugende Maßnahmen schützen zu können.

Auch wenn Sie befürchten, für Gicht erblich vorbelastet zu sein, muss das nicht heißen, dass Sie auch daran erkranken. Selbst bei familiärer Vorbelastung sorgt erst die anhaltende Zufuhr von zu vielen Purinen über die Nahrung für den Ausbruch einer Gichterkrankung.

Störungen im Harnstoffwechsel

▶ Im Verhältnis zu den Abbaukapazitäten des Körpers fallen durch Nahrung und körpereigene Synthese zu viele Purine an. Man spricht von einer relativen Ausscheidungsschwäche.

▶ Die Nieren, die Hauptausscheidungsorgane, arbeiten nicht richtig, und dadurch verringert sich die Abbaukapazität des Körpers. Dies wird als absolute Ausscheidungsschwäche bezeichnet.

Purine im Überfluss

Bei der primären Gicht liegt in 99 Prozent der Fälle eine relative Ausscheidungsschwäche infolge einer zu hohen Purinzufuhr über die Nahrung vor. Das System arbeitet dann bereits unter normalen Umständen am Rande seiner Leistungsfähigkeit und kann extreme Purinbelastungen durch die Nahrung nicht mehr bewältigen. Nur in einem Prozent der Erkrankungen liegt eine Steigerung der körpereigenen Purinproduktion vor. Eine sehr seltene Sonderform der primären Gicht ist das Lesch-Nyhan-Syndrom. Es kommt nur bei männlichen Kindern vor. Neben den überhöhten Harnsäurewerten findet man bei diesen Kindern auch eine verlangsamte geistige Entwicklung.

Familiäre Disposition und hohe Purinzufuhr mit der Nahrung überfordern eines Tages die Nieren.

Erhöhte Harnsäure durch andere Erkrankungen

Die sekundäre Gicht tritt als Folgeerscheinung anderer Krankheiten auf, bei denen sich die Harnsäurewerte erhöhen. Bei sekundärer Gicht führen erhöhte Harnsäurewerte jedoch viel seltener zu akuten Schmerzzuständen als bei der primären Gicht.

Grunderkrankungen, bei denen es zum Anstieg der Harnsäurewerte im Blut kommt, sind verbunden mit einem erhöhten Zellzerfall. Dadurch werden im Zellkern Purinbasen aus dem Erbgut frei, die dann abgebaut werden müssen. Das passiert z. B. bei bestimmten Formen der Leukämie. Auch bei der Zerstörung von Krebszellen durch Chemotherapie können sich die Harnsäurewerte erhöhen. Aus diesem Grunde werden Patienten während einer Chemotherapie oft vorbeugend mit Antigichtmitteln behandelt.

Auch beim Abnehmen werden Zellen abgebaut und Purine freigesetzt. Deshalb sollte auch in dieser Zeit auf die Harnsäurewerte geachtet werden.

Verschiedene Stadien der Gicht

Die primäre Gicht verläuft in vier Phasen:
▶ Das asymptomatische Stadium
▶ Der akute Gichtanfall
▶ Das interkritische Stadium, das auch als Ruhephase bezeichnet wird
▶ Die chronische Phase

Warnhinweis – erhöhte Harnsäurewerte

Oft werden erhöhte Harnsäurewerte bei einer routinemäßigen Blutuntersuchung festgestellt. Hat der Patient bis zu diesem Zeitpunkt noch keine akuten Schmerzattacken gehabt, spricht man von einer asymptomatischen Gicht. Dieser Zustand kann mehrere Jahre andauern.

Bleiben erhöhte Harnsäurewerte unerkannt oder unbehandelt, so kommt es mit großer Wahrscheinlichkeit im Lauf der Zeit zu einem akuten Gichtanfall.

Beim ersten Mal ist in der Regel nur ein einziges Gelenk betroffen. Die Erkrankung hat sich jetzt manifestiert. Man spricht nun von einem Gichtpatienten oder auch Gichtiker.

Sind die Beschwerden abgeklungen, befindet sich die Gicht in der Ruhephase (interkritisches Stadium). In dieser Zeit ist der Patient auch ohne Behandlung subjektiv völlig beschwerdefrei.

Nach einigen Monaten kann aber erneut ein akuter Anfall auftreten, der auch mehrere Gelenke betreffen kann und dann einem akuten Rheumaschub ähnelt.

> Durch eine regelmäßige Kontrolle der Blutwerte wird eine Gefährdung rechtzeitig erkannt. In den meisten Fällen kann der Ausbruch einer Gichterkrankung dadurch verhindert werden.

Nur noch selten – chronische Gicht

Bei der chronischen Gicht bilden sich nach gehäuften Anfällen am gleichen Gelenk oft irreversible Verformungen und Versteifungen, besonders an Händen und Füßen. Die zusätzlichen Schwellungen sind meist sehr schmerzhaft. Es existieren Ablagerungen der Harnsäurekristalle an verschiedenen Stellen des Körpers.

Solche Ablagerungen sind als kleine, nicht schmerzhafte Knötchen sichtbar und werden als Tophi bezeichnet. Sie geben wichtige Hinweise für das Stellen einer Diagnose, sind aber nicht immer leicht von Rheumaknötchen zu unterscheiden. Besonders in der Ohrmuschel finden sich solche Gichttophi häufig.

Glücklicherweise kann das Stadium der chronischen Gicht heutzutage bei rechtzeitiger und konsequenter Therapie vermieden werden. Sie brauchen also als verantwortungsvoll lebender Gichtkranker keine Angst vor chronischen Schmerzzuständen zu haben.

> Wiederholte Gichtanfälle greifen den Gelenkknorpel an verschiedenen Stellen an; kleine Knochendefekte können röntgenologisch nachgewiesen werden.

Durch Ablagerungen von Harnsäure entstehen die sogenannten Harnsäure-kristalle. Sie können gerade in den Nieren großen Schaden anrichten.

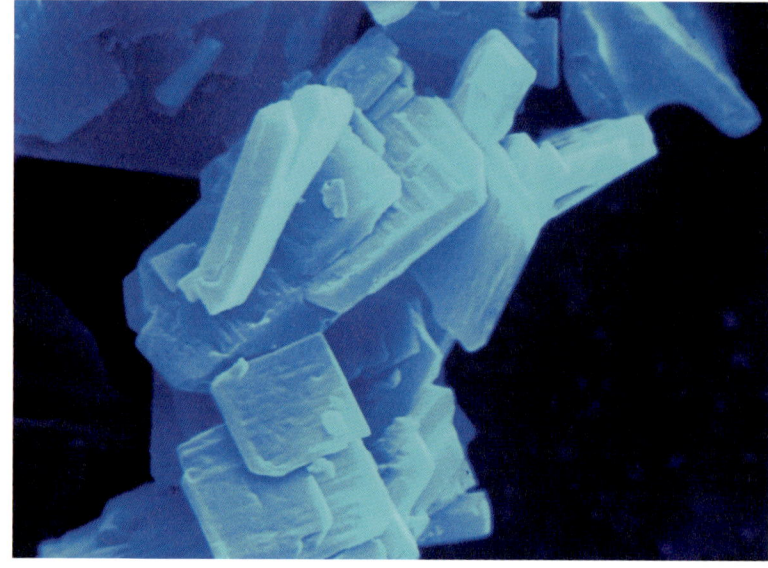

Komplikationen und Spätschäden

Man kann nicht oft genug betonen, dass das Auftreten ernster Folgen einer Gichterkrankung maßgeblich von der Lebensführung des Patienten abhängt. Machen Sie sich immer wieder klar: Es liegt an Ihnen, Spätschäden zu vermeiden.

Auch eine Nierensteinkolik ist oft ein Hinweis auf eine Gichterkrankung. 20 bis 25 Prozent aller Gichtpatienten leiden an diesen Koliken.

Gefahr für die Nieren

Die Nieren gehören zu den lebenswichtigen Organen des Menschen. Ohne Entgiftung durch die Nieren ist das komplexe System Mensch nicht überlebensfähig. Die moderne Medizin hat inzwischen zwar die Möglichkeit, mit Dialyseapparaten die Aufgaben der Nieren wenigstens zeitweise zu übernehmen, und auch Nierentransplantationen sind bei verschiedenen schweren Nierenerkrankungen möglich, aber beides ist natürlich die Ausnahme.

Gerade der Gichtkranke sollte alle Möglichkeiten nutzen, um seine Nieren gesund und funktionsfähig zu erhalten. Er ist besonders anfällig für Erkrankungen der Nieren.

Balsam für die Nieren

Jeder gesunde Mensch sollte täglich zusätzlich zur Nahrung mindestens zwei Liter Flüssigkeit zu sich nehmen. Gemeint sind aber weder koffeinhaltige noch alkoholhaltige Getränke, sondern Wasser, Früchtetees oder andere kalorienarme Getränke. Machen Sie sich ruhig einmal ein paar Tage die Mühe nachzurechnen, wie viel Sie getrunken haben. Die Flüssigkeitszufuhr wird häufig deutlich überschätzt. Erinnern Sie sich selbst und andere daran zu trinken, und trinken Sie, sooft Sie daran denken. Durstgefühl lässt sich nämlich an- und abtrainieren. Ein Körper, der längere Zeit nicht genügend Flüssigkeit erhält, verlernt über kurz oder lang das Durstgefühl und wird Sie immer seltener ans Trinken erinnern.

Vorsicht, Nierensteine

Harnsäure bedeutet viel Arbeit für die Nieren. Sie wird zunächst aus dem Blut herausfiltriert, dann muss die größte Menge dem Blut wieder zugeführt werden, und der Rest wird ausgeschieden. Bei diesem aufwendigen Vorgang kann sich an verschiedenen Stellen der Nieren Harnsäure ablagern und zu Nierensteinen verklumpen. Diese können schmerzlos sein und unbemerkt bleiben, oft führen sie aber – wie jede andere Art von Nierensteinen auch – zu äußerst schmerzhaften Nierenkoliken.

Funktionseinschränkung durch Entzündungen

Auch wenn sich keine Nierensteine bilden, kann es bei erhöhten Harnsäurewerten im Blut zu einer Schädigung der Nieren kommen, wodurch z.B. chronische Gichtnieren entstehen. Dabei verursachen die Harnsäureablagerungen immer wiederkehrende Entzündungen, die im Zwischengewebe der Nieren zu einer Narbenbildung führen. Außerdem können in den kleinen Nierengefäßen Verkalkungen auftreten. Die gesamte Funktionsfähigkeit der Nieren wird so nach und nach eingeschränkt.

Bei einer optimalen Versorgung mit Getränken sieht Ihre Haut viel schöner aus. Ist das nicht eine gute Motivation, viel zu trinken?

Lebensbedrohlich – akutes Nierenversagen

In seltenen Fällen kommt es durch den massiven Anfall von Harnsäure und deren Ablagerung im Zwischengewebe der Nieren zu einem akuten Nierenversagen. Ursache hierfür ist das ungünstige Zusammentreffen mehrerer Faktoren. Zum einen steigt die Harnsäurekonzentration im Urin bedingt durch eine geringe Flüssigkeitszufuhr plötzlich stark an. Hinzu kommt, dass der pH-Wert des Urins sinkt. Der nun stark saure Urin begünstigt das Auskristallisieren der Harnsäure, wodurch die feinen Gefäße der Nieren verstopft werden.

Zerstörungen an Knochen und Gelenken

Als Folgeerscheinung der chronischen Gicht können kleine Knochenzerstörungen entstehen, die für den Arzt auf dem Röntgenbild zu erkennen sind. Diese Bereiche bezeichnet man als Usuren. Des Weiteren sind alle nicht knöchernen Bestandteile eines gichtbetroffenen Gelenks gefährdet. Zerstörter Knorpel wird vom Körper durch weniger belastbares Material ersetzt. Dadurch treten die typischen Beschwerden einer allgemeinen Gelenkabnutzung auf.

Ausreichende Aufnahme von Flüssigkeit ist eine Vorsorgemaßnahme, die nicht schwer ist und keinerlei Verzicht bedeutet.

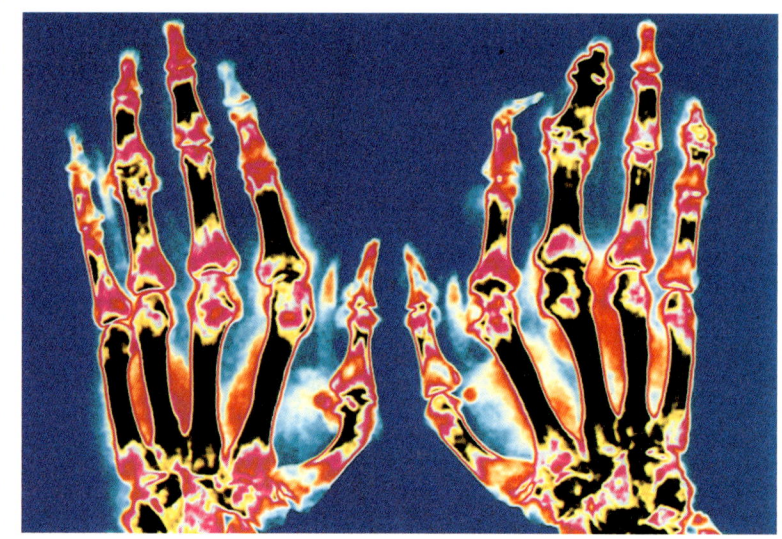

Erst im chronischen Stadium der Gicht sind Knochenveränderungen auf dem Röntgenbild zu erkennen. Am häufigsten werden diese Defekte zuerst am Großzehengrundgelenk sichtbar.

Schmerzlindernde Maßnahmen

Unter physikalischen Maßnahmen werden alle Therapiemethoden zusammengefasst, die entweder mit der Anwendung von Kälte oder Wärme einhergehen oder zu den aktiven bzw. passiven Bewegungsübungen gehören. Schon Pfarrer Sebastian Kneipp hat vor rund 140 Jahren Mittel und Wege gefunden, die einem Patienten mit Gelenkbeschwerden maßgebliche Linderung bringen können. Obwohl zunächst für Rheumapatienten entwickelt, sind diese Therapien auch hilfreich für den Gichtiker mit Schmerzen.

Wohl tuende Kälte und Wärme

Als Grundsatz der Anwendung von Kälte und Wärme gilt: Das akut entzündete Gelenk verlangt nach Kälte, das chronisch schmerzende reagiert positiv auf Wärme. Als Möglichkeiten zur Kältetherapie eignen sich Kaltwasseranwendungen. Hier gibt es verschiedene Möglichkeiten: feuchtkalte Wickel, Waschungen, kalte Güsse. Besonders am Kniegelenk wirken auch Quarkpackungen angenehm kühlend. Für die Wärmetherapie gibt es ebenfalls verschiedene geeignete Methoden: Medizinische Bäder mit Zusätzen von Kräutern wie Heublumen und Fichtennadeln oder heiße Heusäckchen sind von Nutzen.

Wickel, kalte Güsse und Bäder sind alte Hausmittel, die auch heute noch bei schmerzhaften Gelenken erfolgreich angewendet werden können.

Gicht und andere Erkrankungen

Gicht und Fettsucht

Gichterkrankungen sind in unserer Wohlstandsgesellschaft weit verbreitet. In Ländern der Dritten Welt ist diese Krankheit nahezu unbekannt. Der größte Teil der Gichtpatienten ist beim Auftreten der Krankheit mehr oder weniger übergewichtig. Übergewicht ist die Folge einer überhöhten Kalorienzufuhr. In unserer Gesellschaft übt der Mensch in den meisten Fällen Tätigkeiten aus, die körperlich nicht besonders anstrengend sind. Auch in der Freizeit steht bei einem großen Teil der Bevölkerung Bewegung nicht auf dem Programm. Dadurch wird der Kalorienbedarf zusätzlich eingeschränkt, was zur Folge hat, dass auch Menschen, die nicht exzessiv essen, an Adipositas (Fettsucht) erkranken.

Gicht und Bluthochdruck

In Verbindung mit Über- und Fehlernährung stehen auch noch andere Erkrankungen, die überdurchschnittlich häufig gemeinsam auftreten. Erwähnt sei hier der Bluthochdruck – die Hypertonie.

Die Ursachen hierfür sind höchst unterschiedlich und können in den meisten Fällen nicht eindeutig diagnostiziert werden. Dass der hohe Blutdruck ein Risikofaktor für Herzinfarkt und Schlaganfall sein kann, ist inzwischen weitgehend bekannt.

Was Patienten aber immer noch zu wenig bedenken, ist die Tatsache, dass übergewichtige Hypertoniker durch konsequentes Abnehmen ihren Bedarf an Medikamenten erheblich einschränken können. Oft gelingt dies durch eine bewusste Ernährung und ausreichende Bewegung fast von allein.

Häufige Begleiterscheinungen der Gicht sind Übergewicht, hoher Blutdruck und Diabetes mellitus.

Gicht und Stoffwechselstörungen

Als weitere Erkrankung, die häufig beim adipösen Gichtiker angetroffen wird, soll Diabetes mellitus angesprochen werden. Bei der auch als »Zucker« bekannten Krankheit gibt es zwei Formen. Der junge, meist schlanke Typ-I-Diabetiker leidet unter einem Mangel an Insulin, das vom Körper nicht produziert wird. Beim älteren, meist übergewichtigen Typ-II-Diabetiker entsteht einen relativer Insulinmangel, den der Körper nicht durch eine Mehrproduktion ausgleichen kann. Der Diabetes verlangt vom Patienten die unbedingte Einhaltung einer speziellen Diät. Diese Diät, die in ihrer Zusammensetzung vollwertig sein sollte, wirkt sich auch positiv auf das Gichtgeschehen aus.

Zuletzt müssen noch die unterschiedlichen Fettstoffwechselstörungen genannt werden, die beim Gichtpatienten noch häufiger als beim Rest der Bevölkerung diagnostiziert werden.

Medikamente zur Behandlung von Gicht

Zur Behandlung der Krankheit Gicht stehen dem Arzt verschiedene, äußerst wirksame Medikamente zur Verfügung. Sie sind langjährig erprobt und im Allgemeinen gut verträglich.

Im Folgenden sollen die verschiedenen Wirkungen einzelner Medikamente dargestellt und die möglichen Nebenwirkungen der einzelnen Präparate beschrieben werden.

Das Gespräch mit dem Arzt suchen

Sie sollten keine Scheu davor haben, sich mit Fragen und Bedenken bezüglich der Therapie an Ihren Arzt zu wenden. Im normalen Praxisalltag kann leicht der Eindruck entstehen, als habe der Arzt nicht genügend Zeit, sich mit Ihren Fragen zu beschäftigen. Das macht unsicher, und man vergisst während des Gespräches leicht die einzelnen Punkte, die einen noch beunruhigen. Lassen Sie sich dadurch nicht davon abhalten, alles für Sie Notwendige in Erfahrung zu bringen.

Lesen Sie vor der ersten Einnahme den Beipackzettel der Tablettenpackung aufmerksam durch. Er wird Ihnen schon vorab einiges erklären. Schreiben Sie sich dann Ihre Fragen zu Ihrer Krankheit und der verordneten Therapie auf, und nehmen Sie diese Aufzeichnungen zum nächsten Arztbesuch mit. Ihr Arzt wird sicher auf Ihre Fragen und Bedenken eingehen.

Dauermedikation erfordert vom Patienten ein hohes Maß an Einsicht und Mitarbeit – und das auch in anderen Bereichen der Lebensführung wie z. B. Ernährung und Bewegung.

Bringen Sie Ihrem Hausarzt Vertrauen entgegen. Sprechen Sie mit ihm über Ihre Probleme, und verändern Sie die Therapie nicht auf eigene Faust.

Der Umgang mit Medikamenten

▶ Die Erkenntnis, dass dauerhaft Medikamente eingenommen werden müssen, bedeutet einen entscheidenden Einschnitt in das bisherige Leben.

▶ Daraus ergeben sich viele Unsicherheiten, Fragen und Zweifel.

▶ Bei vielen Krankheiten, so auch bei Gicht, kommt hinzu, dass über lange Zeiten keine Schmerzen oder anderen unangenehmen Erscheinungen an die Notwendigkeit der regelmäßigen Medikamenteneinnahme erinnern.

Wichtige Informationen für den Arzt

Das Gleiche gilt für von Ihnen beobachtete Wirkungen oder Nebenwirkungen. Nur mit Ihrer Hilfe und Rückmeldung kann der Arzt im Einzelnen entscheiden, wie die Behandlung fortzuführen ist. Stellen Sie die Einnahme des verschriebenen Medikamentes auf keinen Fall selbstständig ein, und ändern Sie auch nichts an der Dosierung, ohne vorher mit Ihrem Arzt darüber gesprochen zu haben.

Für alle dauerhaft eingenommenen Medikamente gilt, dass jeder andere Arzt, der Sie behandelt (Orthopäde, Internist, Frauenarzt etc.), über Namen und Dosierung des Medikamentes informiert werden muss, um unerwünschte Wechselwirkungen mit anderen Medikamenten vermeiden zu können.

Setzen Sie sich mit der Notwendigkeit für Ihre Dauermedikation auseinander, und versuchen Sie, eine positive Einstellung dazu zu gewinnen.

Für Reisen Vorsorge treffen

Denken Sie vor Urlaubs- und Geschäftsreisen daran, Ihre Medikamente in ausreichender Menge einzupacken, und erkundigen Sie sich bei Ihrem Arzt, wie Sie sich mit der Einnahme bei der Reise in unterschiedliche Zeitzonen verhalten sollen. Bedenken Sie: Zweck der Therapie der Hyperurikämie ist es, den Harnsäurespiegel im Blut ständig im Normalbereich zu halten, damit nicht nur der akute Gichtanfall, sondern auch eventuelle Spätschäden vermieden werden können. Deswegen sollte eine Therapie nicht unterbrochen werden.

Harnsäuresynthese-Hemmer

Eine Gruppe von Stoffen, die zu einer Normalisierung des Blutharnsäurespiegels führen können, sind die Harnsäuresynthese-Hemmer oder auch Urikostatika. Sie bewirken, dass die Umwandlung der Purinnukleotide zu Harnsäure stark eingeschränkt wird. Das funktioniert folgendermaßen: Die Wirksubstanz dieser Medikamente, das Allopurinol, ähnelt einem Produkt, das zunächst beim Abbau der Purine zu Harnsäure ensteht. Das für den weiteren Abbau zuständige Enzym muss nun zusätzlich das Allopurinol aufspalten. Das ist wesentlich aufwendiger, als die körpereigenen Produkte abzubauen. Infolgedessen geht der Abbau der köpereigenen Produkte nur noch schleppend vonstatten. Da diese Vorstufen der Harnsäure wesentlich leichter wasserlöslich sind, können sie besser über die Nieren ausgeschieden werden. Außerdem wurde beobachtet, dass auch die Herstellung von Purinbausteinen während der Einnahme von Allopurinol verringert ist. Das wird darauf zurückgeführt, dass die Abbauprodukte von Allopurinol als falsche Bausteine für die Purinsynthese angeboten werden.

Gichtanfall trotz Medikament?

Zu Beginn der Behandlung mit Allopurinol kann es dazu kommen, dass die Nieren mit der Ausscheidung der verschiedenen körpereigenen und körperfremden Stoffe überfordert sind und so ein akuter Gichtanfall ausgelöst werden kann. Auch können durch Allopurinol schon vorhandene Gichtknoten (Tophi) aufgelöst werden, was anfänglich zu einem Anstieg der Harnsäure führen und sogar gehäuft Anfälle von Gelenkgicht auslösen kann. Daher wird meist zu Beginn der Behandlung mit Allopurinol zusätzlich eine niedrige Dosis Kolchizin verabreicht, um diesem unerwünschten Beweis der Wirksamkeit des Medikamentes vorzubeugen. Kolchizin ist ein Mittel, das auch beim akuten Gichtanfall eingesetzt wird (siehe auch Seite 23f.).

Anwendung und Nebenwirkungen

Allopurinol hat eine lange Wirkungsdauer und muss daher in der Regel nur einmal am Tag eingenommen werden. Auf die gute Funktion der Nieren ist zu achten, da diese die Einzelstoffe des Harnsäureaufbaus entsorgen müssen.
Selten treten Nebenwirkungen wie Durchfall, Juckreiz, Hautausschlag, Fieber, Haarausfall, Mundtrockenheit und Hepatitis (Leberentzündung) auf. Diese Nebenwirkungen sind aber meist kein Grund, die Dauerbehandlung abzubrechen. Sie treten oft nur vorübergehend auf. Sowohl das Befinden als auch eventuelle Veränderungen in Laborwerten normalisieren sich rasch wieder.

Während der Allopurinoltherapie ist es besonders wichtig, dass Sie viel Flüssigkeit zu sich nehmen, um die Ausscheidung der Stoffwechselprodukte über die Nieren anzuregen.

Je besser der Arzt über Veränderungen informiert ist, umso sinnvoller kann er die Therapie den Bedürfnissen des Patienten anpassen. Allopurinol sollte auf keinen Fall ohne Rücksprache mit dem Arzt abgesetzt werden.

Urikosurika

Ein großer Teil der Harnsäure, der von den Nieren zunächst ausgefiltert wurde, wird später wieder aufgenommen. Wird diese Rückresorption verhindert, so führt das zu einer verstärkten Ausscheidung der Harnsäure über die Nieren. Urikosurika wirken in genau dieser Weise. Sie fördern also die Ausscheidung und helfen auf diese Weise, den Blutspiegel der Harnsäure zu senken.

Als Wirkstoffe stehen hier z.B. Probenezid und Benzbromaron zur Verfügung. Wegen der hohen Nierenbelastung, mit der diese Behandlung verbunden ist, werden diese Substanzen nicht bei schweren Nierenerkrankungen verschrieben. Ansonsten sind Urikosurika im Allgemeinen sehr gut verträglich. Nebenwirkungen werden durch die Behandlung mit Urikosurika nur selten ausgelöst. Manchmal kommen Magen-Darm-Beschwerden und allergische Hautausschläge vor; gelegentlich treten auch Kopfschmerzen auf.

> Der Patient mit gesunden Nieren kann die Wirkung von Urikosurika wesentlich durch die Aufnahme von ca. zwei Liter Flüssigkeit pro Tag unterstützen. Damit wird zusätzlich der Bildung von Harnsäuresteinen in den Nieren vorgebeugt.

Sauren Harn vermeiden

Harnsäure fällt im sauren Bereich leicht aus, d.h., es kommt zur Bildung von Harnsäurekristallen, die sich im Gewebe ablagern. Bei einem pH-Wert von 6,3 bis 6,9 funktioniert die Ausscheidung von Harnsäure optimal. Saurer sollte der Harn nicht werden. Bestimmte Medikamente tragen dazu bei, den Urin in diesen optimalen pH-Wertbereich zu bringen. Ein wichtiger Inhaltsstoff dieser Medikamente ist ein Zitronensäuregemisch.

Wichtig ist, dass Sie während der Therapie den pH-Wert Ihres Urins in regelmäßigen Abständen selbst kontrollieren. Dazu gibt es Teststreifen aus Indikatorpapier, die ganz einfach zu handhaben sind. Nachdem der Teststreifen mit dem Harn in Berührung gekommen ist, verfärbt er sich, und Sie können anhand einer mitgelieferten Farbskala in kürzester Zeit den genauen pH-Wert ablesen.

Diese Therapie hat im Allgemeinen nur eine unterstützende Funktion. Sie kann weder die oben genannten Medikamente noch die entsprechende Lebensführung ersetzen.

Die Therapie des akuten Gichtanfalls

Der Gichtanfall ist ein Ereignis, dessen Therapie keinen Aufschub duldet, da der Patient unmittelbar von starken Schmerzen gepeinigt wird. Schnelle Hilfe ist geboten, denn ohne Therapie würde der Patient sicher eine Woche lang an seinen Schmerzen leiden. Um die Therapie des akuten Gichtanfalls nachvollziehen zu können, ist das Verständnis der im Körper ablaufenden Mechanismen eine wichtige Hilfe. Wie bereits erwähnt kann nur eine bestimmte Menge Harnsäure im Blut gelöst werden. Wird diese Konzentration überschritten, so fallen Harnsäurekristalle aus. Da sie dann für den Transport zu schwer werden, setzen sie sich in den Geweben ab. Hiervon sind besonders die Gewebearten betroffen, die einen langsameren Stoffwechsel aufweisen: Knochen, Sehnen, Gelenke.

Der Beginn eines Teufelskreises

Mit Hilfe von Fresszellen, die auch Phagozyten heißen, versucht der Körper nun, diese kristallinen Fremdkörper loszuwerden. Dazu werden diese Harnsäure- oder Uratkristalle von den Phagozyten aufgenommen, die sie unschädlich machen sollten. Uratkristalle verursachen aber im Inneren der Fresszellen eine Reaktion, die zur Zerstörung der Phagozyten führt. Dadurch werden nicht nur die Kristalle wieder freigesetzt, sondern auch Verdauungsenzyme, die sich in den Zellen befinden. Außerdem wird durch diese Verdauungsenzyme Gewebe, wie z. B. der Gelenkknorpel, zerstört. Dadurch verstärkt sich die Entzündungsreaktion. Der Körper schickt weitere Phagozyten, um das Problem zu bekämpfen, und so läuft der oben beschriebene Prozess immer wieder von neuem ab.

Kolchizin – das Mittel der Wahl

Kolchizin hemmt die Aktivität der Fresszellen des Körpers. Dadurch kann dieser Teufelskreis durchbrochen werden, und die starken Schmerzen werden relativ rasch gelindert. Um einen so massiven Vor-

Auch wenn Sie sich durch die Einnahme von Medikamenten wieder wohl fühlen, müssen Sie Ihr Leben auf die Gichtkrankheit einstellen.

gang schnell behandeln zu können, werden häufig Dosierungen benötigt, die bereits Nebenwirkungen mit sich bringen. Hier handelt es sich meistens um Übelkeit, Erbrechen, Durchfälle und Leibschmerzen, die zu einem Abbruch oder einer Einschränkung der Behandlung führen können. Da Kolchizin jedoch das wirksamste Medikament ist, sollte es im akuten Gichtanfall zum Einsatz kommen.

Entzündungshemmende Mittel – Antiphlogistika

Wird die Therapie mit Kolchizin zu schlecht vertragen, können auch entzündungshemmende Medikamente, die sogenannten Antiphlogistika, eingesetzt werden.

Diese Wirkstoffe greifen zwar nicht direkt in den beschriebenen (siehe Seite 23) Prozess ein, aber sie sind in der Lage, die Entzündungsreaktion des Körpers erheblich einzuschränken. Dadurch bewirken sie auch eine Schmerzlinderung. Antiphlogistika sind eine wichtige Ergänzung oder auch Alternative zur Behandlung mit Kolchizin, wenn dieses überhaupt nicht vertragen wird.

Nichtsteroidale Antirheumatika

Antiphlogistika kann man in zwei Gruppen unterteilen: die sogenannten nichtsteroidalen Antirheumatika (NSAR) und die steroidalen Antirheumatika.

Zu den nichtsteroidalen Antirheumatika gehören Medikamente mit den Inhaltsstoffen Phenylbutazon, Indometazin, Naproxen, Fenoprofen oder Diclophenac.

Am häufigsten treten bei diesen Substanzen Nebenwirkungen im Magen-Darm-Bereich auf. Es kann zu Übelkeit, Erbrechen und Durchfall kommen. Selten treten auch Magengeschwüre auf. Deshalb werden oft zusätzlich Mittel zur Neutralisation der Magensäure gegeben. Vorbeugend sollten Sie deshalb solche Medikamente nicht auf nüchternen Magen zu sich nehmen.

Achten Sie darauf, Tabletten, Dragees oder Kapseln mit viel Flüssigkeit (200 bis 250 Milliliter Wasser) einzunehmen.

Nehmen Sie keine Medikamente auf eigene Faust. Ihr Arzt kann am besten entscheiden, welches Mittel für Sie geeignet ist.

Manche Patienten vertragen die Wirkstoffe der nichtsteroidalen Antirheumatika besser, wenn diese in Form von Zäpfchen gegeben werden.

Kortison und andere steroidale Antirheumatika

Zu den steroidalen Antirheumatika gehören die Kortikoide – Stoffe, die in verschiedenen Formen vom Körper in den Nebennieren gebildet werden. Sie wirken sehr stark gegen Allergien und Entzündungen. Kortikoide dürfen auf keinen Fall plötzlich abgesetzt werden, da das einen erneuten Gichtanfall auslösen könnte. Deshalb muss die Dosis schrittweise verringert werden, nachdem die Beschwerden abgeklungen sind. Der Arzt nennt dies ausschleichen. Eine Therapie mit Kortikoiden kann zu Nebenwirkungen wie Störungen bestimmter Stoffwechselvorgänge, Hautreaktionen oder Magen-Darm-Problemen führen.

Kortison ist ein hochwirksames Medikament, das jedoch schnell zu unerwünschten Nebenwirkungen führt. Deshalb sollte es immer so gering wie möglich dosiert werden.

Gichttherapie und andere Medikamente

Gicht und Diuretika

Grundsätzlich sollten Sie immer daran denken, jeden Arzt, der Sie behandelt, sei es nun der Augenarzt, Lungenfacharzt oder Kardiologe, darüber zu informieren, dass Sie regelmäßig Medikamente einnehmen. Besser einmal zu viel gesagt als einmal zu wenig. Denn nur wer Bescheid weiß, kann auch das Richtige verschreiben. Von den relativ häufig verschriebenen Medikamenten sollen hier die Diuretika erwähnt werden. Diese Entwässerungsmittel werden vor allem in der Behandlung von Bluthochdruck und Herzschwäche eingesetzt. Sie können die Ausscheidung der Harnsäure über die Nieren stören und somit erheblichen Einfluss auf den Therapieerfolg der Gicht nehmen.

Gicht und Blutgerinnung

Sollten Sie ein gerinnungshemmendes Arzneimittel einnehmen, so muss der Gerinnungswert des Blutes (Quick-Wert) strenger kontrolliert werden, als sie es sonst gewohnt sind, da durch die Gichttherapie die Blutungsgefahr verstärkt wird und die Dosis des Gerinnungshemmers unter Umständen reduziert werden muss.

Gicht und Asthmatherapie

Sollten Sie an Asthma leiden, muss Ihr behandelnder Arzt darüber informiert werden, welche Gichtmedikamente Sie einnehmen, da die Wirkung von Theophyllin, das Bestandteil einiger Atemwegsmedikamente ist, verändert werden kann.

Vorsicht bei Azetylsalizylsäure

Die Einnahme von Azetylsalizylsäure, den meisten unter dem Namen »Aspirin« bekannt, ist während der Gichttherapie nicht unbedenklich, da die Wirkung der Urikosurika abgeschwächt wird.

Gicht und Antibiotika

Wenn Sie an einem komplizierteren Infekt leiden, kann es sein, dass Ihr Arzt Ihnen ein Antibiotikum verschreibt. Dessen Ausscheidung wird wahrscheinlich durch Ihre Urikosurika vermindert, so dass es länger wirkt als normalerweise. Sprechen Sie mit Ihrem Arzt über eine sinnvolle Dosierung.

Führen Sie Buch über die Medikamente, die Sie einnehmen, damit Sie jeden Arzt, der Sie behandelt, zuverlässig darüber informieren können.

Eigeninitiative bei Gicht

Gerade bei Gicht können Sie selbst viel zum Erhalt Ihrer Gesundheit beitragen, denn Verlauf und Entwicklung dieser Erkrankung werden maßgeblich durch äußere Lebensumstände – wie eine bewusste Ernährung, regelmäßige Bewegung an der frischen Luft etc. – oder begleitende Wohlstandserkrankungen beeinflusst.

Nicht mehr nur die Oberschicht

Die Gicht war in der Vergangenheit eine Geißel der Reichen, auf die der Rest der Bevölkerung mit einer gewissen Schadenfreude blickte: In vielen Bildern alter Meister wird der lächerlich anmutende, hüpfende

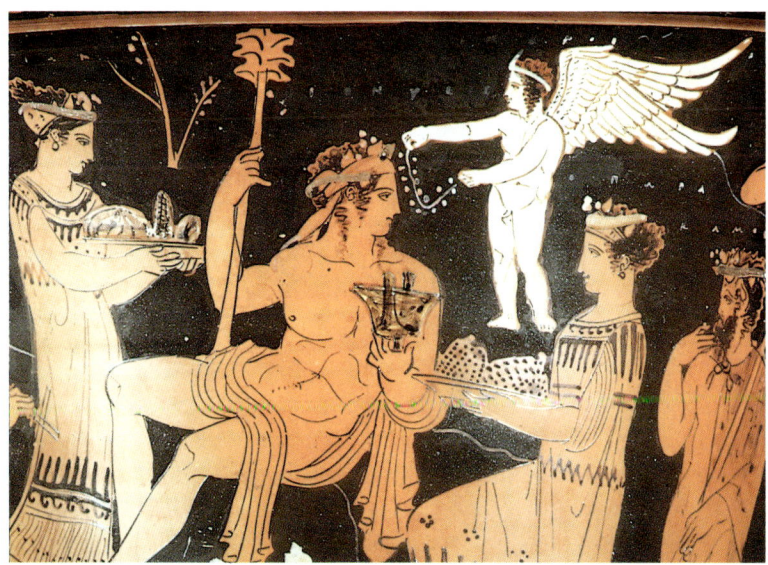

Bereits in der Antike galt die Gicht als eine Strafe für Völlerei und Genusssucht. Die griechische Vasenmalerei zeigt Dionysos beim Gelage.

Gang des Kranken im akuten Gichtanfall karikiert. Die Gicht wurde als göttliche Strafe für die Prasserei der Reichen angesehen. Schon im 17. Jahrhundert lieferte der Londoner Arzt Thomas Sydenham die erste genaue medizinische Beschreibung dieser Erkrankung und meinte dazu: »Göttliche Gerechtigkeit lässt die Reichen durch Podagra geplagt und gepeinigt sein.« Damals war nur ein winziger Bruchteil der Bevölkerung betroffen. Heute begünstigen die Ernährungsgewohnheiten in den westlichen Industrienationen übermäßig hohe Harnsäurewerte in allen Gesellschaftsschichten. Die Entstehung der Gicht betrifft nicht mehr nur eine geringe Oberschicht.

Gicht kommt selten allein

Auch bei genetischer Veranlagung ist meist die zweite Komponente, nämlich ein langfristig zu hoher Harnstoffspiegel, notwendig, um zum Ausbruch der Gicht zu führen. Zwar verhindert eine medikamentöse Therapie bei frühzeitigem Einsatz zuverlässig das Fortschreiten der Erkrankung – Sie sollten jedoch trotzdem mit eigenen Maßnahmen Ihre Gesundheit unterstützen. Damit bekämpfen Sie auch ei-

Ein erhöhter Harnsäurespiegel sollte immer auch als Aufforderung angesehen werden, falsche Lebensgewohnheiten umzustellen. Nicht umsonst gelten Bacchus und Lukullus als Paten der Gicht!

ne Reihe anderer zivilisationsbedingter Erkrankungen (siehe Seite 18). Die folgenden Seiten helfen Ihnen nicht nur dabei, Ihr Risiko, einen erneuten Gichtanfall zu erleiden, sondern auch die Gefahr einer Herz-Kreislauf-Erkrankung, Krebserkrankungen oder einen Schlaganfall zu bekommen, zu verringern.

Die Anlage zur Gicht wird zwar vererbt, doch die Erkrankung kommt nur zum Ausbruch, wenn bestimmte äußere Faktoren dazukommen. Diese Faktoren können Sie durch Ihr Verhalten maßgeblich beeinflussen.

Strategie der Zukunft – Eigenverantwortung

In der Antike bestand die Therapie von Erkrankungen nicht nur in der Verabreichung von Medikamenten. Die Patienten mussten sich einer Ernährungsbehandlung unterziehen, körperliche Übungen und geistige Schulungen zum Erreichen des seelischen Gleichgewichts durchführen. Maßnahmen zur Abhärtung rundeten das Therapiekonzept ab. Ziel der hippokratischen Medizin war es, den Patienten wieder in Harmonie mit seinen Mitmenschen und der Umwelt zu bringen und auf diese Weise die Ordnung im Organismus wiederherzustellen. Geist, Körper und Seele wurden als Einheit begriffen und mussten daher gleichermaßen Berücksichtigung finden. Dieser ganzheitliche Ansatz wurde von der naturwissenschaftlichen Medizin immer mehr vernachlässigt und geriet über deren Erfolge in Vergessenheit. Erst in jüngerer Zeit, seit die Kassen im Gesundheitsbereich leer sind, besinnt man sich auf präventive Konzepte sowie ganzheitliche Gesundheitspflege, und kehrt zum hippokratischen Gesundheitsverständnis zurück. Immer mehr Patienten haben den Wunsch, ganzheitlich behandelt zu werden, und wollen nicht, dass der Arzt nur die Fehlfunktion eines bestimmten Organs oder eine Stoffwechselentgleisung bekämpft. Durch eigene Maßnahmen unterstützen sie die ärztlichen Bemühungen und übernehmen selbst Verantwortung für ihre Gesundheit. Wenn Sie die folgenden Ratschläge befolgen, verbinden Sie in idealer Weise den Nutzen der modernen naturwissenschaftlichen Medizin, vertreten durch Ihren Arzt und seine Therapie, mit dem klassischen Gesundheitsverständnis des Hippokrates. Wahrscheinlich werden Sie sich durch Ernährungsumstellung und körperliche Aktivität auch insgesamt wohler fühlen und können in Ihrer persönlichen Entwicklung von dem Leiden profitieren.

Ernährung und Gicht

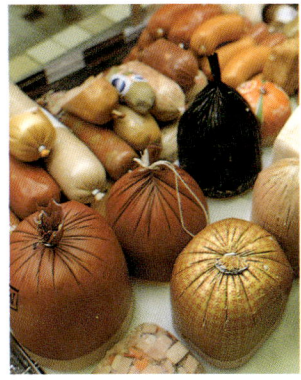

Der häufige Genuss von Fleisch- und Wurstwaren leistet der Gicht enormen Vorschub.

Gicht und Ernährung sind eng miteinander verknüpft. Durch die richtige Ernährung können Sie den Verlauf der Krankheit am deutlichsten beeinflussen bzw. ihr Auftreten verhindern. Speziell bei Gicht sind die Hauptansatzpunkte:

▶ Purinreiche Nahrungsmittel vermeiden
▶ Alkohol und Zucker einschränken
▶ Übergewicht abbauen

Nahrung heute – zu viel und zu fett

Im deutschsprachigen Raum kommt Gicht relativ häufig vor. Das ist nicht verwunderlich, wenn man die Berichte der Deutschen Gesellschaft für Ernährung (DGE) betrachtet, die als das Fachgremium in Sachen Ernährung gilt. In ihren Berichten wird regelmäßig die Ernährungssituation in Deutschland untersucht.

Die schlimmsten Ernährungsfehler

▶ Jeden Tag nehmen Männer bei vorwiegend sitzender Tätigkeit im Durchschnitt 1300 Kilokalorien, Frauen mit vorwiegend sitzender Tätigkeit ca. 800 Kilokalorien zu viel zu sich.
▶ Täglich essen Männer durchschnittlich 143 Gramm Fett, Frauen 118 Gramm. Den größten Anteil dieser zu hohen Fettaufnahme machen gesättigte, »versteckte« Fette in Käse und Wurstwaren aus. Die Fettaufnahme sollte möglichst nicht mehr als 70 bis 90 Gramm pro Tag betragen.
▶ Durch den regelmäßigen und häufigen Verzehr von Fleisch, Fleischprodukten, Eiern, Milch und Milchprodukten nehmen Männer täglich mehr als 600 Milligramm, Frauen mehr als 500 Milligramm Cholesterin auf.

Vor tausenden von Jahren mag unsere angeborene Lust auf süße und salzige Speisen sowie die Bevorzugung energiereicher Nahrung wie Fett als Überlebensmechanismus durchaus sinnvoll gewesen sein: Heute, wo diese Lebensmittel im Übermaß zur Verfügung stehen, kann uns dies jedoch leicht zum Verhängnis werden.

▶ Die Aufnahme von tierischem Eiweiß in Form von Fleisch, Eiern, Milch und Milchprodukten ist doppelt so hoch wie die Empfehlungen der DGE. Diese »Eiweißmast« bedingt, dass große Mengen Harnsäure bildender Purine, Cholesterin und gesättigte Fettsäuren in der Nahrung enthalten sind. Je nach Ernährungsgewohnheiten konsumieren Bundesbürger bis zu 300 Gramm Eiweiß pro Tag.

▶ Der Zuckerverbrauch ist beachtlich: Pro Kopf und Tag werden durchschnittlich 100 Gramm Raffinadezucker konsumiert, der nur Kalorien, aber keine Nährstoffe liefert.

▶ Zu hoch liegen auch die aufgenommenen Salzmengen. Täglich sollten sechs bis acht Gramm Kochsalz aufgenommen werden. Aufgenommen wird derzeit etwa doppelt so viel.

▶ Männer konsumieren täglich 56 Gramm reinen Alkohol, Frauen kommen noch auf beachtliche 26 Gramm.

▶ Ballaststoffe, also unverdauliche pflanzliche Nahrungsbestandteile, die für eine geregelte Verdauung wichtig sind, werden in zu geringem Umfang gegessen.

▶ Ähnlich schlecht ist die Versorgung mit Vitamin B1. Das gilt besonders für Jugendliche und Schwangere. Kritisch tief sind die Werte der Aufnahme von Folsäure. Ältere Menschen und Raucher leiden außerdem oft an Vitamin-C-Mangel.

▶ Allgemein wird zu wenig Kalzium, aber zu viel Phosphor aufgenommen, das hauptsächlich aus Fleisch und Fleischwaren sowie Fertigprodukten stammt. Auch der beliebte Schmelzkäse liefert häufig unerwünscht viel Phosphate.

▶ Speziell Frauen nehmen zu wenig Eisen auf.

▶ Der Anteil an Fertigprodukten in der Nahrung steigt: Nur noch ca. 15 Prozent der aufgenommenen Kalorien stammen aus naturbelassenen Lebensmitteln.

Alkohol hat fast ebenso viele Kalorien wie Fett. Wenn Sie Ihr Übergewicht nicht auf zu reichliche Mahlzeiten zurückführen können, trinken Sie vielleicht zu viel Alkoholisches.

Auch Kleinvieh macht Mist

Zwangsläufige Folge dieser Entwicklung ist Übergewicht. Das ist ein typisches Gesundheitsproblem der Industrienationen. Übergewicht entsteht, wenn dem Körper langfristig mehr Nahrung zugeführt wird, als er verbrauchen kann. Eine zu hohe Kalorienaufnahme, gekoppelt mit einem zu geringen Verbrauch an Kalorien, macht dick. Es reicht aus, den eigenen Bedarf um lediglich ein bis zwei Prozent pro Tag zu überschätzen: Diese zwar nur geringfügige, aber dennoch zu hohe Kalorienaufnahme kann der Körper langfristig nicht mit eigenen Regelmechanismen ausgleichen. So kann täglich nur eine Scheibe Toastbrot zu viel über Jahre hinweg eine erhebliche Gewichtszunahme verursachen.

Fett macht fett

In Notzeiten wurde die Nahrung vorwiegend nach ihrem Energiegehalt beurteilt. Insbesondere tierisches Fett galt daher als wertvoller Nahrungsbestandteil. Heute wird Fett als Dickmacher Nummer eins angesehen.

Fett liefert beim Verzehr die meisten Kalorien und schmeckt gut. Trotzdem setzt es im Körper kaum Sättigungssignale frei, da es in fast unbegrenzter Menge gespeichert werden kann. Im Gegensatz dazu müssen überschüssige Kohlenhydrate oder Eiweiß nach einer Mahlzeit sofort verbrannt werden; sie erfordern Stoffwechselaktivität und senden starke Sättigungssignale aus. Deshalb ist für die meisten überflüssigen Pfunde eine zu hohe Aufnahme von Fett verantwortlich. Gerade Übergewichtigen mangelt es oft an Sättigungssignalen.

Untersuchungen zum Essverhalten

Gibt man Normal- bzw. Übergewichtigen Joghurts, die unterschiedliche Mengen an Fett enthalten, so passen die Normalgewichtigen ihre Nahrungsaufnahme dem Fettanteil im Joghurt an, die Kaloriengesamtaufnahme bleibt gleich. Nicht so die Dicken: Egal, wie viel Fett der Joghurt enthält, sie essen genauso viel wie üblich. Fettreiche Joghurts unterdrücken ihren Hunger sogar noch weniger als die im Verhältnis kalorienärmeren Joghurts.

Im vorigen Jahr wurde in Potsdam eine Studie mit zwei Gruppen von jeweils zehn normal- bzw. übergewichtigen Frauen durchgeführt.

> Fett ist der Nährstoff mit der größten Energiedichte. Achtung: Sein Sättigungseffekt ist sehr gering.

Es sollte geprüft werden, ob der Fettgehalt einer Testmahlzeit die Sättigung beeinflusst und ob ein Unterschied zwischen den normal- und übergewichtigen Frauen besteht. Die Teilnehmer erhielten eine Tomatensuppe, mit und ohne Fettzulage, und konnten dazu Brot und Butter nach Belieben essen. In dieser Studie war in beiden Gruppen die Zahl der verzehrten Brote unabhängig vom Fettgehalt der Suppe. Auch die anhand einer Bewertungsskala ermittelte Sättigung blieb dieselbe. Das über den Tag verteilte Essverhalten unterschied sich weder bei den Normal- noch bei den Übergewichtigen.

> Im deutschsprachigen Raum werden zurzeit 40 Prozent der täglichen Energiezufuhr in Form von Fett aufgenommen.

Unsensibel gegen Fettaufnahme

Die bisher zum Thema »Sättigung« durchgeführten Studien zeigen: Der Körper »merkt« nicht, wie viel Fett ihm zugeführt wird, und kann daher seine übrige Nahrungsmittelaufnahme nicht anpassen. Dieser Sachverhalt gilt auf alle Fälle für leicht Übergewichtige, vermutlich sogar für Normalgewichtige. Wer also zu fettreichen Lebensmitteln greift, hat es besonders schwer, sein Gewicht zu halten. Die zu hohe Fettaufnahme wird vom Körper nicht bemerkt und ist damit ein unkontrollierbarer Faktor. Nur durch eine langfristige Verringerung des Fettanteils in der Nahrung ist es also möglich abzunehmen.

Fett vernünftig eingesetzt

▶ Die Fettaufnahme sollte 30 Prozent der Gesamtkalorienaufnahme nicht überschreiten. Vorsicht vor fetter Wurst und Käse in Doppelrahmstufe: In ihnen ist viel Fett versteckt.

▶ Es sollten qualitativ hochwertige Fette aufgenommen werden: Die Qualität der Fette wird in ernährungsphysiologischer Hinsicht durch den P/S-Quotienten charakterisiert.

▶ Man versteht darunter das Verhältnis von mehrfach ungesättigten (z. B. in pflanzlichen Ölen) zu gesättigten Fettsäuren (in Butter und tierischem Fett).

▶ Der P/S-Quotient sollte zwischen 0,5 und 1 liegen, erreicht jedoch im Durchschnitt der Bevölkerung bei uns nur einen Wert von 0,3.

Das Wichtigste in Kürze

▶ Machen Sie sich zunächst mit den Grundsätzen einer vollwertigen Ernährung vertraut. Durch die Umstellung auf eine gesunde Ernährung gelingt es in den meisten Fällen, das Körpergewicht dauerhaft zu reduzieren.

▶ Die Deutsche Gesellschaft für Ernährung empfiehlt eine laktovegetabil orientierte Vollwertkost. Bei dieser Kostform werden automatisch keine sehr purinreichen Nahrungsmittel aufgenommen.

▶ Versuchen Sie nicht, mit einer Reduktionsdiät möglichst schnell abzunehmen. Sie erreichen leider meist keine langfristige Gewichtsabnahme, außerdem kann plötzliches Fasten einen Gichtanfall provozieren, da es auch hier zu einem plötzlichen starken Anstieg der Harnsäure durch vermehrten Zellabbau kommt.

Die laktovegetabile Ernährung verzichtet auf Fleisch, Fisch und Ei; Milchprodukte finden bei dieser Ernährungsweise jedoch Verwendung.

Adaptierte Vollwertkost

Die Grundlagen der Vollwertkost wurden bereits zu Beginn unseres Jahrhunderts von den Ärzten Bircher-Benner und Kollath gelegt. Die Vollwertkost wurde weiterentwickelt, ihr Nutzen ist inzwischen durch wissenschaftliche Studien belegt. Sie wird heute auch von der DGE empfohlen.

In der Vollwertkost werden die Lebensmittel nach ihrer biologischen Wertigkeit in verschiedene Gruppen eingeteilt: In Gruppe eins stehen rohe, naturbelassene Nahrungsmittel, die nicht industriell verarbeitet wurden, wie z.B. frisches Obst, Gemüse, Nüsse, Keimlinge, Rohmilch, kaltgepresste Öle und Honig. Diese Lebensmittel sollten auf ihrem Speiseplan an oberster Stelle stehen. Dagegen sollte jeder, der auf eine gesunde Ernährung achtet, Produkte aus Gruppe vier, wie weißen Zucker, Limonaden, Kondensmilch etc., weitgehend meiden.

Zwischen den beiden Gruppen gibt es noch Abstufungen in der biologischen Wertigkeit. Grundsätzlich gilt: Je naturbelassener, desto wertvoller ist ein Nahrungsmittel für den Organismus. Beachten Sie: Auch Kochen entwertet ein Nahrungsmittel.

Manche durchaus hochwertigen Lebensmittel, wie Kartoffeln, Sojabohnen und Reis, werden erst durch das Kochen genießbar.

Werteeinteilung der Lebensmittel in der Vollwertkost

Wertstufe 1	Obst/Gemüse: Frischobst, Frischgemüse, frische Kräuter, frisch gepresste Frucht- oder Gemüsesäfte, milchsaure Gemüse, Speisen aus frischem, nicht erhitztem Obst, Gemüse Nüsse/Samen: Samen, Nüsse, Nussmus, Speisen aus gekeimtem Samen	Getreide: Speisen aus gequollenen oder gekeimten, geschroteten oder nicht erhitzten Körnern Milch/Milchprodukte: Vorzugsmilch, Sauermilch, Quark und Käse aus Rohmilch Soja/Hülsenfrüchte: gekeimte Sojabohnen, gekeimte Hülsenfrüchte	Öle/Fette: kaltgepresste naturbelassene Öle, frische Butter Süßprodukte/Süßmittel: Bienenhonig, rohes süßes Obst Getränke: natürliche Mineralwässer, natürliches Quellwasser, Kräuter- und Früchtetees
Wertstufe 2	Obst/Gemüse: tiefgekühlte Früchte (ohne Zucker), pasteurisierte, nicht gezuckerte Fruchtsäfte, tiefgekühlte Speisen, Speisen aus gedünsteten Gemüsen und Pellkartoffeln oder in der Schale gebackenen Kartoffeln Fleisch/Fisch: Speisen aus frischem Fleisch und Fisch	Getreide: Speisen aus Vollgetreideflocken, Vollkornreis, Hirse oder Buchweizen, Vollkornbrot, Vollkornnudeln Eier: gekochtes Ei Soja/Hülsenfrüchte: Sojaflocken, Sojabohnen	Milch/Milchprodukte: pasteurisierte Trinkmilch, Quark und Käse aus pasteurisierter Milch Süßprodukte/Süßmittel: erhitzter Bienenhonig, Birnendicksaft, Ahornsirup, Trockenobst Getränke: Malz- bzw. Getreidekaffee
Wertstufe 3	Obst/Gemüse: pasteurisierte Fruchtsäfte mit Zuckerzusatz, Fruchtkonserven, Konfitüren mit normalem Zuckergehalt, Speisen aus Kartoffelfertigprodukten oder geschälten und gekochten Kartoffeln Soja/Hülsenfrüchte: Sojatrockenfleisch	Fleisch/Fisch: Fleischkonserven, Fischkonserven Getreide: Cornflakes, Speisen aus Grieß, Backwaren aus Auszugsmehl, Speisen aus Parboiled-Reis Milch/Milchprodukte: H-Milch, mehrfach erhitzte Milch, Milch aus sprüh-	getrocknetem Milchpulver, Schmelzkäse Süßprodukte/Süßmittel: Rohzucker und daraus hergestellte Produkte, Fruchtsaftgetränke Öle/Fette: Pflanzenfette und Margarine mit geringem Anteil nicht raffinierter Pflanzenöle, Butterschmalz
Wertstufe 4	Obst/Gemüse: Speisen aus Kartoffelstärke Getreide: Speisen aus geschältem und poliertem Reis, Maisstärke	Milch/Milchprodukte: Kondensmilch Öle/Fette: extrahierte und vollraffinierte Pflanzenöle	Süßprodukte/Süßmittel: Raffinadezucker, Süßstoffe Getränke: Limonaden, Colagetränke

Grundsätze der vollwertigen Ernährung

Bei der Vollwertkost gilt: Ungefähr ein Drittel der Nahrung sollte frisch, also ungekocht, gegessen werden. Eine zentrale Rolle spielt auch die Aufnahme von Vollgetreide. Es liefert viele komplexe Kohlenhydrate, die sich im Körper anders verhalten als die einfachen Kohlenhydrate aus Zucker. Außer den Kohlenhydraten befinden sich im Getreide Mineralstoffe, Spurenelemente und vor allem Ballaststoffe. Letztere haben eine hohe Quellfähigkeit. Sie verlangen einen ausgiebigen Kauvorgang, wodurch mehr Verdauungssäfte produziert werden.

Grundzüge der Vollwerternährung

▶ Verzehren Sie möglichst naturbelassene Lebensmittel.
▶ Verzichten Sie so weit wie möglich auf Nahrungsmittel, die zwar Energie, aber keine essenziellen Nahrungsinhaltsstoffe enthalten. Dazu gehören z.B. Zucker, Alkohol und Weißmehlprodukte, die als Lebensmittel mit leeren Kalorien bezeichnet werden.
▶ Essen Sie regelmäßig viel frisches Obst und Gemüse sowie ballaststoffreiche Gerichte aus Vollkorngetreide.
▶ Decken Sie den Eiweißbedarf vorwiegend mit pflanzlichen Eiweißen und Milch. Der Verzehr von Fleisch und Fleischwaren kann stark eingeschränkt werden.
▶ Fette sollten aus pflanzlichen Ölen stammen und einen hohen Anteil an natürlichen Fettbegleitstoffen enthalten. Die Gesamtfettmenge sollte gering sein.

Vollkornspeisen im Verdauungstrakt

Vollkornspeisen verweilen länger im Magen, und man bekommt nicht so schnell wieder Hunger. Den Darm passieren sie allerdings schneller, da durch die Ballaststoffe die Darmaktivität, Peristaltik genannt, angeregt wird. So kommt es, dass Menschen, die Vollwertkost essen, nur selten an Verstopfung leiden. Durch die kurze Verweildauer im Darm hat die Kost auch eine günstige Auswirkung auf den Cholesterinspiegel.

Ein großer Vorteil von Speisen aus Vollkorngetreide ist ihre lang anhaltende Sättigungswirkung. Der Blutzuckerspiegel ist keinen starken Schwankungen ausgesetzt, wie sie durch die Aufnahme von Raffinadezucker oder Weißmehl vorkommen.

Nachteile von Einfachzucker

Isolierter Zucker kann im Körper zwar schneller verwertet werden als die Kohlenhydrate aus Vollkornprodukten – dem raschen Energieanstieg folgt aber allzu schnell ein umso spürbareres Energietief.

Ganz anders verhält es sich mit Kohlenhydraten aus Raffinadezucker. Nach dem Verzehr von Zucker oder mit Zucker gesüßten Produkten kommt es zu einem raschen Anstieg des Blutzuckers, die Insulinausschüttung steigt, wodurch wieder die Lust auf Süßes gefördert wird. Gibt man dieser Spirale ständig nach, werden langfristig Fettstoffwechselstörungen begünstigt. Darüber hinaus kann der Verzehr von Zucker dazu führen, dass Frischkost schlechter vertragen wird. Auch Honig und Ahornsirup haben diese ungünstigen Eigenschaften und führen zu einem raschen Anstieg des Blutzuckerspiegels, wenn auch in eingeschränktem Maß. Sie sollten deshalb als Süßmittel nur sparsam und in Verbindung mit anderen Nahrungsmitteln verwendet werden. Die Lust auf Süßes lässt sich am besten mit Obst stillen. Es enthält weniger Kohlenhydrate als Invertzucker, hat relativ wenige Kalorien und liefert Wasser. Die Ballaststoffe im Obst, wie beispielsweise das Pektin, haben einen besonders günstigen Einfluss auf den Cholesterinstoffwechsel. Beim Pressen von frischen Obstsäften gehen die Ballaststoffe leider verloren. Deshalb ist es am besten, unverarbeitetes Obst zu verzehren.

Das richtige Fett in der Nahrung

Bei der Vollwertküche werden durch den Verzicht auf Wurst weniger versteckte Fette aufgenommen. Diese lauern vorwiegend in fetten Wurst- und Käsespeisen und beeinflussen die Fettwerte des Körpers ungünstig, da sie zumeist aus gesättigten Fettsäuren bestehen.

Etwa 35 Prozent der Gesamtenergieaufnahme sollten aus Fetten gedeckt werden. Das bedeutet, dass bei leichter körperlicher Tätigkeit 70 bis 90 Gramm Fett aufgenommen werden dürfen. In dieser Menge sind nicht nur die Zubereitungsfette, sondern auch die in Nahrungsmitteln versteckten Fette enthalten. Je höher der Anteil kaltgepresster, nicht raffinierter Pflanzenfette ist, desto günstiger. Hochwertige naturbelassene Pflanzenöle sind ideal. Sie enthalten auch wichtige Begleitstoffe wie Provitamin A, Vitamin A, essenzielle Fettsäuren, Phytosterine, Lezithin, Vitamin D und Vitamin E. Allerdings sollten diese Fette nicht erhitzt werden. Hochwertige Fette liefern auch ausreichend Linolsäure und Linolensäure, die der Körper zur Produktion körpereigener Wirkstoffe und Immunglobuline dringend benötigt.

Vorteile der Vollwertkost

▶ Es werden weniger Kalorien aufgenommen; dadurch wird Übergewicht vorgebeugt.

▶ Die Eiweißaufnahme ist geringer.

▶ Die Aufnahme von Ballaststoffen, die für ein Sättigungsgefühl und eine gute Darmpassage sorgen, ist viel höher als bei normaler Mischkost.

▶ Die Versorgung mit den Vitaminen A, B1, B2, B6 und B12 ist besser.

▶ Es werden mehr Antioxidanzien, wie Beta-Karotin, Vitamin E, Vitamin C und Selen vom Körper aufgenommen.

▶ Es werden weniger gesättigte Fettsäuren und Cholesterin aufgenommen.

Entzündungen durch aggressive Radikale

Freie Radikale sind aggressive, reaktionsfreudige Teilchen, die u. a. bei allen Entzündungsprozessen frei werden. Sie werden z. B. von aktivierten Entzündungszellen produziert, um Bakterien anzugreifen. So nützlich die freien Radikale für die Bekämpfung von Bakterien sind, so schädlich ist ein Zuviel dieser Substanzen. Im Verlauf chronischer Entzündungen kommt es zu einem vermehrten Anfall dieser aggressiven Teilchen. Freie Radikale sind von Natur aus sehr instabil, und sie sind ständig bemüht, anderen Molekülen ein Elektron zu entreißen. Die dadurch ausgelöste Kettenreaktion führt schließlich zu einer Gewebeschädigung. Der Körper ist freien Radikalen aber nicht schutzlos ausgeliefert. Mit Hilfe von körpereigenen Stoffen, sogenannten Antioxidanzien, können die freien Radikale eingefangen werden.

Freie Radikale schädigen den Körper

▶ Freie Radikale greifen die Zellmembranen an und verändern bestimmte Cholesterinanteile, wenn die körpereigenen Schutzmechanismen überlastet werden. Die Folge ist eine Fehlregulation der Zelle. Durch diesen Vorgang kann an den Gefäßwänden die Bildung von arteriosklerotischen Plaques ausgelöst werden.

Antioxidanzien gehören den verschiedensten biochemischen Gruppen an. Sie haben die Eigenschaft, freie Radikale einzufangen, und bewahren den Organismus auf diese Weise vor einer Schädigung.

▶ Freie Radikale können Veränderungen (Mutationen) in der Erbsubstanz auslösen. Die Krebs verursachende Wirkung von Zigaretten wird zum Teil auf solche Mutationen zurückgeführt. Man nimmt an, dass es durch Oxidation pro Tag und Zelle beim Menschen zu ca. 10000 DNA-Schäden kommt. Bei älteren Leuten kommen Schädigungen des Erbguts durch Angriffe von freien Radikalen noch häufiger vor.

▶ Durch die Einwirkung von freien Radikalen werden vermehrt Entzündungsstoffe gebildet. Dies kann auch eine Fernwirkung haben. Entzündliche Vorgänge an anderen Körperstellen verstärken sich.

Eine Karotte pro Tag reicht schon aus, um den Bedarf eines Erwachsenen an Vitamin A zu decken. Vitamin C ist besonders reichlich in Paprika und Zitrusfrüchten enthalten; Vitamin E nimmt man am besten über kaltgepresste Öle zu sich.

Vollwertkost gegen freie Radikale

Um den Körper zu schützen, hat die Natur zur Entfernung freier Radikale besondere Mechanismen geschaffen. Im Körper gibt es eine Reihe von Enzymen, die die Konzentration dieser aggressiven Teilchen auf einem niedrigen Niveau halten. Für ihre Funktion benötigen diese Enzyme Spurenelemente wie Zink, Kupfer, Mangan und Selen. Diese Spurenelemente werden daher auch als antioxidative Mikronährstoffe bezeichnet. Zu den Antioxidanzien zählen ebenfalls Vitamine und pflanzliche Bestandteile.

Antioxidative Vitamine und ihr Vorkommen in Lebensmitteln

Vitamin A je 100 g Lebensmittel (Bedarf: 1,7–2,7 mg/Tag)		Vitamin C je 100 g Lebensmittel (Bedarf: 60–80 mg/Tag)		Vitamin E je 100 g Lebensmittel (Bedarf: 300 mg/Tag)	
Karotten	1,85 mg	Kiwis	36,7 mg	Sonnenblumenöl	75,0 mg
Spinat	0,73 mg	Orangen	35,4 mg	Sojaöl	68,2 mg
Brokkoli	0,33 mg	Zitronensaft	28,2 mg	Mandeln	29,2 mg
Kürbis	0,26 mg	Himbeeren	27,7 mg	Walnüsse	20,8 mg
Zuckermelone	0,03 mg	Grüne Erbsen	26,0 mg	Erdnüsse	19,4 mg

Wichtige Radikalefänger

Vitamin E

Vitamin E kommt in acht unterschiedlichen Formen vor, die auch als Tokopherole bezeichnet werden. Das Vitamin befindet sich in den Membranen der Zellen, aktiviert bestimmte Enzyme und schützt die besonders empfindlichen Gewebsfette vor dem Angriff freier Radikale. Bei der Reaktion mit freien Radikalen, die aus mehrfach ungesättigten Fettsäuren in der Zellmembran entstehen, wird Vitamin E selbst in ein freies Radikal umgewandelt. Mit Hilfe von Vitamin C, Proteinen und Harnsäure wird Vitamin E wieder in seine ursprüngliche, unschädliche Form zurückverwandelt.

Vitamin C

Vitamin C ist ein wasserlösliches Vitamin. Im Blutplasma macht es zusammen mit bestimmten Proteinen und Harnsäure die freien Radikale unschädlich. Vitamin C schützt die Basalmembran der Zellen.

Karotinoide

Beta-Karotin ist auch als Provitamin A bekannt. Es fängt einzelne Sauerstoffmoleküle; darüber hinaus wandelt es Strahlungsenergie in Wärme um und verhindert so das Auftreten von Lichtschäden. Neben Beta-Karotinen kommen auch Alpha- und Gamma-Karotine sowie Lykopin und Kryptoxanthin vor, die ebenfalls freie Radikale fangen, aber noch kaum untersucht sind.

Pflanzliche Bestandteile

Flavonoide (Pflanzenpigmente), organische Schwefelverbindungen (z.B. in Knoblauch und Zwiebeln), Sulfphurophan (in Brokkoli und anderen Kohlarten) sind in der Lage, freie Radikale einzufangen oder Radikale fangende Enzyme zu aktivieren. Der positive Effekt einer Ernährung mit einem hohen Gemüseanteil wird teilweise auch auf diese noch verhältnismäßig wenig untersuchten Substanzen zurückgeführt. Wer sich bewusst vollwertig ernährt, ist in jedem Fall bestens mit Antioxidanzien versorgt.

Antioxidanzien wie Spurenelemente, Vitamine und andere pflanzliche Bestandteile wie Flavonoide müssen dem Körper über die Nahrung zugeführt werden. Sie halten die freien Radikale im Zaum.

Positive Bilanz

Bei der Vollwertkost werden im Vergleich zur herkömmlichen Zivilisationskost wesentlich größere Mengen an Antioxidanzien aufgenommen. Dies resultiert besonders aus dem größeren Anteil von frischem Obst und Gemüse in der Vollwertkost. Auch durch die Aufnahme von ungeschälten Getreidekörnern erhalten Sie mehr antioxidative Mikronährstoffe. Der Körper kann also mit Vollwerternährung sein Waffenarsenal gegen die freien Radikale bestens aufrüsten.

Schonende Zubereitung

Beachten Sie, dass salzige Lebensmittelkonserven oft noch zusätzlich eine nicht unbeträchtliche Menge an Zucker enthalten.

Nicht nur das Was, sondern auch das Wie spielt bei der Vollwerternährung eine Rolle. Denn primär hochwertige Nahrungsmittel können durch die Zubereitung in ihrem Wert gemindert werden. Grundsätzlich gilt: Das zubereitete Essen sollte möglichst naturbelassen, frisch und einfach sein. Mit Salz wird in der Vollwertküche nur sparsam umgegangen.

Dazu gibt es einige Tricks: Verwenden Sie Gewürzsalz statt herkömmliches Salz. Diese Salzzubereitungen, die es z.B. im Reformhaus zu kaufen gibt, enthalten nur 50 Prozent Salz. Beim Kochen oder bei der Zubereitung von Salaten kann man Salz häufig durch Küchenkräuter (am besten frisch) ersetzen. Wie so vieles, ist auch Salzen eine Gewohnheitssache. Wer wenig salzt, braucht mit der Zeit auch weniger Salz. Ungefähr die Hälfte der täglichen Menge an Salz wird über Salz im Brot und in Backwaren aufgenommen.

Hoher Salzgehalt in Lebensmitteln

Fischkonserven	500 bis 5000 mg
Fleischwaren (gesalzen)	bis 2500 mg
Käse (gesalzen)	450 bis 1200 mg
Brot und Backwaren	300 bis 400 mg
Gemüsekonserven	200 bis 350 mg

Speisen richtig zubereitet

▶ Verwenden Sie Salz nur sparsam.

▶ Würzen Sie stattdessen mit Kräutern, Knoblauch, Zitronensaft und Apfelessig.

▶ Verwenden Sie kaltgepresste Öle nicht zum Backen und Braten: Die sonst sehr empfehlenswerten Öle bilden durch Erhitzen Krebs erregende Benzpyrene. Empfohlen werden Kokosfett oder andere Bratfette wie Butterschmalz.

▶ Bevorzugen Sie Garmethoden, bei denen Sie weitgehend auf Fett verzichten können (Grillpfanne, Römertopf, Wok).

▶ Verarbeiten Sie Lebensmittel so frisch wie möglich.

▶ Lassen Sie rohes Obst und Gemüse nach dem Zerkleinern nicht stehen.

▶ Salate sollten nach der Zubereitung möglichst rasch auf den Tisch kommen.

▶ Lassen Sie geschälte Kartoffeln und Gemüse nicht im Wasser liegen, sie laugen sonst aus.

▶ Garen Sie Gemüse schonend, mit möglichst wenig Wasser oder in Dampf. Achten Sie auf möglichst kurze Garzeiten.

▶ Schütten Sie Gemüsekochwasser nicht weg, sondern verwenden Sie es z. B. als Grundlage für Suppen weiter. Es enthält wertvolle Spurenelemente.

▶ Lagern Sie Kartoffeln dunkel.

▶ Entfernen Sie grüne Teile und Keime von Kartoffeln.

▶ Kartoffeln sind als Pellkartoffeln oder in der Schale gebacken am bekömmlichsten.

▶ Vermeiden Sie »Resteessen«. Das Aufwärmen von Speisen reduziert wertvolle Inhaltsstoffe noch weiter.

▶ Achten Sie bei der Verwendung von Getreidekörnern darauf, dass Sie diese nicht zu lange im Wasser einweichen lassen. Denn dabei können Krebs erregende Pilzgifte entstehen. Am gefährlichsten sind die sogenannten Aflatoxine, die u.a. in Nüssen und Getreide enthalten sein können.

▶ Werfen Sie verschimmelte Lebensmittel rigoros weg.

Nüsse und Getreide werden leicht von Pilzen befallen, die oft sehr gesundheitsschädliche Stoffe bilden können. Achten Sie deshalb auf eine trockene Lagerung Ihrer Nahrungsmittel.

Mäßig, aber regelmäßig

Gerade für Menschen, die zum Übergewicht neigen, hat es sich als günstig erwiesen, das Essen auf mehrere kleine Mahlzeiten zu verteilen. Das entlastet den Stoffwechsel und bewirkt, dass der Blutzuckerspiegel und die Insulinkonzentration auf einem gleichmäßigen Niveau bleiben. Durch viele kleine Häppchen wird der Stoffwechselablauf gefördert. Damit arbeiten Sie Stoffwechseleinstellungen entgegen, die das Ansetzen von Fett und Übergewicht begünstigen. Außerdem wird durch dieses Verhalten verhindert, dass ein Heißhunger entsteht. Gerade dieser birgt die Gefahr von unkontrollierten nächtlichen Essanfällen, die unweigerlich zu einer Zunahme des Gewichts führen.

Aller Anfang ist schwer

Sicher ist zu Beginn eine Umstellung von einer »normalen«, fleischbetonten Kost nicht ganz einfach. Viele vertragen auch nicht auf Anhieb Salate aus frischem, nicht gekochtem Gemüse. In diesem Fall sollten Sie zunächst nur Salate aus gedünstetem Gemüse verwenden. Konzentrieren Sie sich nicht zu sehr auf die Dinge, die Sie nicht mehr essen sollen, sondern freuen Sie sich auf die vielen leckeren Rezepte, die es in der Vollwertküche gibt. Vielleicht haben Sie im ersten Moment das Gefühl, »nichts Vernünftiges« mehr essen zu dürfen. Das stimmt aber nicht, denn die Vollwertkost ist sehr abwechslungsreich.

Geschrotetes Vollkorngetreide in Frischkornbreien wird von manchen Menschen schlecht vertragen. Zwingen Sie sich in dieser Hinsicht zu nichts. Die Vollwertküche besteht nicht nur aus »Körnerkost«. Sie hat auch noch anderes zu bieten.

Typische Nahrungsmittel der Vollwertkost

▶ Obst und Gemüse
▶ Ungezuckerte Fruchtsäfte
▶ Gemüsesäfte
▶ Milchsaure Gemüsesäfte
▶ Nüsse, Samen (Sesamsamen)
▶ Getreide und daraus gewonnene Grützen und Mehle
▶ Teigwaren aus Vollkornmehl

▶ Backwaren aus Vollkornschrot oder Mehl
▶ Naturreis, Hirse
▶ Milch, Sauermilch, Molke
▶ Quark, Frischkäse
▶ Eier
▶ Sojamilch und Sojaprodukte
▶ Kaltgepresste Pflanzenöle

Wissenschaftlich überprüft

In einer Studie des Bundesgesundheitsamtes aus dem Jahre 1984 wurde die Bedeutung einer vollwertigen Ernährungsweise auch wissenschaftlich belegt. Bei dieser Untersuchung verglich man Menschen, die sich normal ernähren, mit Vegetariern, die Eiweiß nicht aus Fleisch, sondern nur aus Milch- und Sojaprodukten aufnehmen. Die Vegetarier waren häufiger normalgewichtig, hatten niedrigere Gesamtcholesterinwerte sowie ein günstigeres Fettsäuremuster und litten seltener unter Verstopfung. Auch der Harnsäuregehalt im Blut war deutlich niedriger als bei Normalernährten. Diese Studie war Anlass dafür, dass die Deutsche Gesellschaft für Ernährung (DGE) bereits 1984 die Empfehlung herausgab, den Verzehr von Fleisch und Fleischwaren deutlich einzuschränken.

Gemeinsam fällt es leichter

Animieren Sie Ihre gesamte Familie zur Ernährungsumstellung. Nicht nur den Gichtkranken, sondern allgemein verhilft eine laktovegetabile Ernährungsform zu mehr Gesundheit und schützt vor typischen Zivilisationskrankheiten. Das Grundmuster dieser Ernährung kann für Gichtkranke ohne großen Aufwand noch weiter angepasst werden.

Vollwertkost für Gichtkranke

Der größte Teil der bisherigen Ratschläge gilt auch für Gichtkranke, denn eine weitgehend laktovegetabile Ernährung ist automatisch purinarm. Deshalb ist es besonders einfach, diese Ernährungsform für die ganze Familie durchzuführen. Die purinarme Ernährung wurde auch an gesunden Personen erprobt: In einer Untersuchung sank durch eine solche Ernährung der Harnsäurespiegel. Andererseits steigt der Harnsäurewert, wenn man in die Ernährung gesunder Personen entsprechende Mengen von Purinen einführt. Das ist ein Beweis dafür, dass der Harnsäurespiegel und damit auch die Wahrscheinlichkeit ei-

Die Vollwertkost ist eine überlegene Ernährungsform, die sich besonders auch für Gichtkranke eignet. Eine Ernährungsumstellung fällt am leichtesten, wenn die ganze Familie mitmacht.

nes Gichtanfalls durch die Ernährung maßgeblich beeinflusst werden können. Dieser Zusammenhang ist seit vielen Jahrhunderten bekannt: In Notzeiten gab es praktisch keine Gicht.

Nur als langfristige Strategie erfolgreich

Allerdings muss die Vollwerternährung langfristig durchgeführt werden, um Wirkung zu zeigen. Bei konsequent vollwertiger Ernährung können Sie Folgendes erreichen:

▶ Die Purinzufuhr deutlich reduzieren
▶ Die Harnsäureausscheidung über die Nieren regulieren
▶ Den Serumharnsäurespiegel auf Dauer senken

Langfristig hilft Ihnen die Vollwertkost nicht nur dabei, die Gicht im Zaum zu halten, sondern verhindert auch andere ernährungsbedingte Erkrankungen.

Besonderheiten für Gichtkranke

Wenn Sie zu der Gruppe der Gichtgefährdeten gehören oder bereits an Gicht erkrankt sind, sollten Sie neben den Prinzipien der Vollwertkost folgende Punkte besonders beachten:

▶ Nehmen Sie keine Lebensmittel mit hohem Puringehalt (siehe Tabelle Seite 46) zu sich, und verzichten Sie möglichst ganz auf Fleisch und Fisch.
▶ Nehmen Sie viel basische vegetarische Frischkost zu sich.
▶ Trinken Sie viel Flüssigkeit, aber möglichst keinen Alkohol.
▶ Nehmen Sie möglichst wenig weißen Haushaltszucker und Fruktose (Fruchtzucker) zu sich.

Auf den Puringehalt achten

Im Allgemeinen führt eine Vollwertkost, wie sie bereits vorgestellt wurde, automatisch zu einer niedrigen Aufnahme von Purinen. Sie liegt normalerweise unter 300 Milligramm, da bei dieser Ernährungsform keine Nahrungsmittel mit hohen Puringehalten – wie Innereien, Fleisch, Geflügel und Fisch – aufgenommen werden. Zusätzlich sollten Sie alle purinhaltigen Nahrungsmittel mit Harnsäureäquivalenten von über 150 Milligramm pro 100 Gramm vom Speiseplan streichen. Das Harnsäureäquivalent gibt an, wie viel Milligramm Harnsäure aus jeweils 100 Gramm des Lebensmittels beim Purinabbau im Körper entstehen. Neben Fisch und Fleisch sind dies auch Hülsenfrüchte wie z. B. Linsen. Ideal wäre es, ganz auf Fleisch zu verzichten. Wenn Sie nicht auf Fleisch verzichten wollen, sollten Sie den täglichen Fleischverzehr auf ca. 100 Gramm beschränken. Innereien sollten auf keinen Fall gegessen werden, da diese besonders viel Purin enthalten.

Auch für die Nieren gesund

Durch die Einschränkung der Eiweißzufuhr können Sie auch Ihre Nieren entlasten. Je weniger Eiweiß sie aufnehmen, umso hochwertiger sollten natürlich die zugeführten Proteine sein. Geeignet sind Milch, Quark oder Käse – sie enthalten praktisch kein Purin. Eine Mahlzeit aus Kartoffeln und Milchprodukten liefert ganz ohne Fleisch genügend und hochwertiges Eiweiß. Der Einsatz von Magerquark in dieser Kombination sorgt dafür, dass Sie sich über einen längeren Zeitraum satt fühlen, ohne jedoch unnötig viele Kalorien aufzunehmen.

Schon eine Einschränkung des Fleischverzehrs ist ein Schritt in die richtige Richtung. Auf Innereien sollten Sie allerdings völlig verzichten. Neben einem sehr hohen Purinanteil enthalten sie auch mehr Umweltschadstoffe als normales Fleisch.

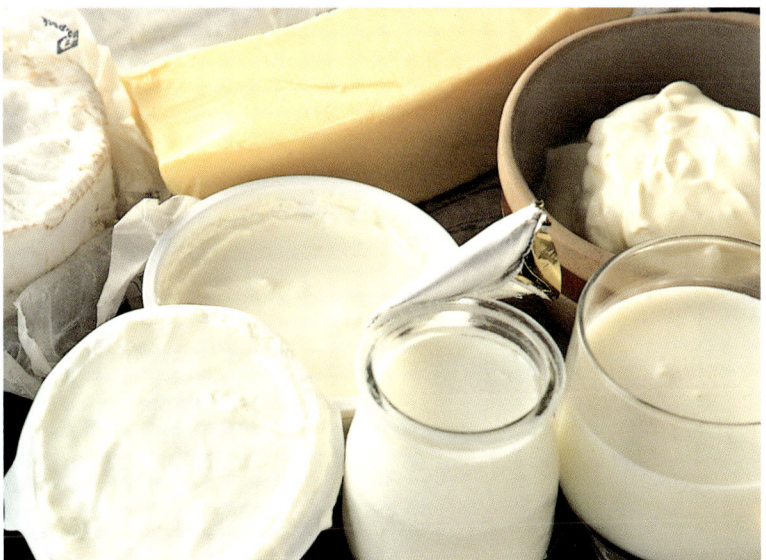

Milchprodukte mit einer geringen Fettstufe, wie Magermilch, Magerquark und minderprozentige Käsesorten, decken den täglichen Proteinbedarf, ohne dick zu machen.

Wenn Sie nicht auf Fleisch verzichten wollen, versuchen Sie es doch einmal mit Sojafleisch: Zwar enthalten 25 Gramm (eine Portion) Sojafleisch immer noch ca. 80 Milligramm Purine, dies ist aber wesentlich weniger als bei einer Portionsgröße Fleisch (150 Gramm), die 200 Milligramm Purine enthält.

Harnsäureäquivalente in Lebensmitteln

Ungefähre Angaben in mg/100 g Lebensmittel

Fleisch		**Brot/Teigwaren/Mehl**	
Fleischextrakt	3500	Vollkornbrot	40
Bries	1030	Mischbrot	35
Herz	400	Nudeln	40
Leber	340	Mehl	20
Nieren	240		
Schweinefilet	150	**Nüsse**	
Rinderfilet	130	Sonnenblumenkerne	160
Schinken, gekocht	120	Erdnüsse	100
Schinken, roh	70	Haselnüsse	25–30
Gans	240	Walnüsse	25–30
Truthahn	170	Mandeln	25–30
Huhn, Brust	170		
Ente	150	**Gemüse**	
		Spinat	70
Fisch		Spargel	30
Ölsardinen	560	Alle Kohlarten,	
Miesmuscheln	370	Karotten, Sauerkraut,	
Anschovis	360	Salate, Schwarzwurzeln,	
Hering	280	Tomaten, Zwiebeln,	
Räucherlachs	240	Rote Beten, Sellerie,	
Krabben	170	Rettiche, Radieschen,	
Forelle	170	Gurken, Kartoffeln	5–30
Karpfen	150		
		Obst	0–20
Hülsenfrüchte			
Sojabohnen	356	**Sonstiges**	
Sojatrockenfleisch	345	Reis	50
Linsen	190	Eier, Käse	16
Bohnen, weiß	150	Bier	15
Erbsen, grün	130	Öle und Fette	0
		Quark, Milch	0
Pilze		Zucker, Honig	0
Steinpilze	50	Kaffee, Tee	0
Champignons	20	Kakao	0

Basische Frischkost

Obst, Gemüse, Kartoffeln und Molke gehören zu den basenreichen Nahrungsmitteln. Selbst die so sauren Zitrusfrüchte gehören zu den Basen bildenden Lebensmitteln, da sie im Organismus eine alkalische Reaktion bewirken. Für den Gichtkranken sind sie also sehr zu empfehlen. Sie bewirken, dass der pH-Wert von Körpersäften und Gewebe alkalisch wird. Die Harnsäure ist im alkalischen Milieu besser löslich als im sauren. Basenreiche Kost erleichtert die Ausscheidung von Harnsäure und beugt der Bildung von Harnsäurekristallen vor. Durch den täglichen Konsum von basenreicher Nahrung unterstützen Sie den Körper dabei, überschüssige Harnsäure auszuscheiden.

Zuckerfrei

Auch die Aufnahme von isoliertem Zucker erschwert die Harnsäureausscheidung. Gewöhnen Sie sich daran, Getränke wie Tee und Kräutertee auch ohne Zuckerzusatz zu trinken. Reduzieren Sie ihn Schritt für Schritt. Falls nötig, verwenden Sie stattdessen Süßstoffe wie Saccharin und Zyklamat.

Viel trinken

Trinken Sie jeden Tag mindestens zwei Liter Flüssigkeit. Damit erleichtern Sie die Ausscheidungstätigkeit der Nieren und bewirken, dass die Harnsäure nicht so leicht Kristalle bilden kann. Da Kaffee, Tee und Kakao keine Harnsäure bildenden Purine enthalten, sind diese Getränke in Maßen erlaubt. In beliebigen Mengen können Sie trinken:
▶ Ungezuckerten Früchte- oder Kräutertee
▶ Gemüsesaft
▶ Ungezuckerten Fruchtsaft, mit alkalisierendem Mineralwasser verdünnt
▶ Ungezuckerte Trinkmolke, Molke-Kwass (aus dem Reformhaus)
▶ Alkalisierendes Mineralwasser, z.B. Fachinger oder Wildunger Helenenquelle.

Abgesehen vom ungünstigen Einfluss des Alkohols auf die Gicht – Alkohol ist ein schweres Zellgift, das der Gesundheit nicht zuträglich ist.

Wissenswertes über alkoholische Getränke

▶ Sie bringen dem Staat jährlich ca. sechs Milliarden DM Steuereinnahmen.

▶ Durch übermäßigen Alkoholkonsum erkranken ca. 1,8 Millionen Bundesbürger.

▶ Alkoholgenuss verursacht einen geschätzten volkswirtschaftlichen Schaden von 15 bis 20 Milliarden DM im Jahr: durch Unfälle, Behandlungskosten, Invalidität und Produktionsausfall.

▶ Jährlich werden infolge Alkoholmissbrauchs bei werdenden Müttern etwa 20 000 Kinder mit zum Teil schwersten Schäden geboren.

▶ Alkoholika werden mit einem jährlichen Aufwand von ca. zwei Milliarden DM beworben.

Sauer durch Alkohol

Nach dem Genuss von Alkohol kommt es zu einer Übersäuerung des Körpers, in deren Verlauf sich Milchsäure ansammelt. Diese Säureansammlung bewirkt, dass die Nieren keine Harnsäure mehr ausscheiden können. Wenn die Konzentration der Milchsäure 30 Milligramm pro 100 Milliliter Blut erreicht, kann fast keine Harnsäure mehr ausgeschieden werden. Das erklärt, warum akute Gichtanfälle oft im Anschluss an »Trinkgelage« auftreten. Bereits zwei bis vier Stunden nach dem Genuss größerer Alkoholmengen kann der Serumharnsäurespiegel deutlich erhöht sein. Wenn Sie nicht auf Alkohol verzichten wollen, ist allenfalls ein Glas Wein oder Bier erlaubt. Wenn Sie Bier trinken, sollten Sie kein Pils oder Kölsch wählen. Harte Drinks, Liköre, Dessertweine und Portwein sind zu vermeiden.

Bier und andere alkoholische Getränke enthalten zwar relativ wenig Purine, hemmen jedoch zusätzlich die Harnsäureausscheidung in den Nieren. Generell gilt: Erst die Menge macht die Gicht.

Immer richtig – die Grundsätze der Vollwertkost

Mit den Ernährungsempfehlungen für Vollwertkost befinden Sie sich auf jeden Fall auf der richtigen Seite. Denn es gibt keine Ernährungsform, die für Ihre Krankheit bzw. für deren Vorbeugung geeigneter wäre. Sie werden sich sicher bald an diese neue, schmackhafte und gesunde Kost gewöhnen.

Purinarme Nahrung – Rezepte

Auf den folgenden Seiten finden Sie Rezepte, die sich an den Prinzipien der Vollwertkost orientieren. Soweit nicht anders angegeben, sind die Rezepte jeweils für vier Personen gedacht.

Dem Gemüse kommt in diesem Kapitel die größte Bedeutung zu, nicht zuletzt deshalb, weil es sehr purinarm ist und sich dadurch auch für Gichtkranke sehr gut eignet.

Sie werden erstaunt sein, welche Vielfalt an Gerichten die Vollwertküche zu bieten hat.

Es wurden dabei auch einige Fleisch- und Fischgerichte aufgenommen; bei diesen handelt es sich um diejenigen Fleisch- und Fischsorten, deren Puringehalt im Vergleich zu anderem Fleisch oder Fisch gering ist. Achten Sie aber auch hier auf die empfohlenen Mengenangaben pro Tag (siehe dazu Seite 45). In der jeweils vorgeschlagenen Zusammenstellung kann auch der Gichtkranke Köstliches mit Appetit und ohne Reue genießen.

Frühstück und Zwischenmahlzeiten

Weizenkeimmüsli

▶ **Zutaten** (für 2 Personen) 4 EL Weizenkeimlinge • 2 EL Leinsamenschrot • 1 Apfel • 1 Banane • 2 Joghurts (1,5 % Fett) 2 EL Mandelblättchen

▶ **Zubereitung**

Weizenkeimlinge beherbergen viele wertvolle Vitamine – Voraussetzung ist jedoch, Sie keimen den Weizen richtig. Lassen Sie den Weizen im Wasser aufquellen, und tropfen Sie ihn ab. Anschließend geben Sie ihn 24 bis 36 Stunden in ein Schälchen und decken es ab. Die Keimlinge sollten höchstens 1/2 Zentimeter lang werden. Danach können Sie die Keimlinge noch 1 bis höchstens 2 Tage gekühlt aufheben, sie dürfen jedoch nicht weiterwachsen, da sie sonst an Geschmack und Nährstoffen sonst verlieren.

Weizenkeimlinge haben einen hohen Gehalt an Vitamin B1, B2 und B12, an Beta-Karotin und vor allem an Vitamin E. Wenn Sie einmal keinen gekeimten Weizen zur Verfügung haben, können Sie anstatt der Keimlinge auch frisch geschroteten Weizen verwenden. Vollkornweizen enthält übrigens nur halb so viele Purine wie beispielsweise Haferflocken.

Tip:
Den Aufstrich in ein
verschließbares Glas
geben und im Kühlschrank
aufbewahren. Möglichst
bald aufbrauchen.
Sie können für Ihren
Brotaufstrich zerkleinerte
tiefgefrorene Kräuter
verwenden, die auch
streufähig sind. Besser ist
es, Sie bereiten die
Kräuter jeweils frisch zu.
Verwenden Sie dazu ein
Wiegemesser.

1 Weizenkeimlinge und den Leinsamenschrot vermischen und auf 2 Schälchen verteilen.

2 Den gut gewaschenen Apfel auf einer Glasreibe raffeln und die Banane in Scheiben schneiden sowie gleichmäßig aufteilen.

3 Je 1 Becher Joghurt mit dem Obst und Getreide verrühren.

4 Abschließend die Mandelblättchen über das fertige Müsli streuen.

Brotaufstrich mit Paprika und Karotten

▶ **Zutaten** (für 2 Personen) 1 kleine grüne Paprikaschote
1/2 Schalotte • 75 g Karotten • 250 g Speisequark (20%) • 1 EL fein gehackte Kapern • 1 EL gehackte Petersilie • 1 EL Kresse
Salz, Pfeffer • edelsüßer Paprika

▶ **Zubereitung**

1 Paprikaschote waschen, entkernen und in kleine Würfel schneiden.

2 Die Schalotte klein schneiden.

3 Die Karotten schälen und grob raspeln.

4 Quark cremig aufschlagen und das klein geschnittene Gemüse und die vorbereiteten Kräuter untermischen; anschließend gut verrühren.

5 Zuletzt mit Salz, Pfeffer und Paprika abschmecken.

Aus Karotten, Paprika-schoten, Magerquark, Kapern und feinen Gewürzen lässt sich ein schmackhafter Brotaufstrich zubereiten.

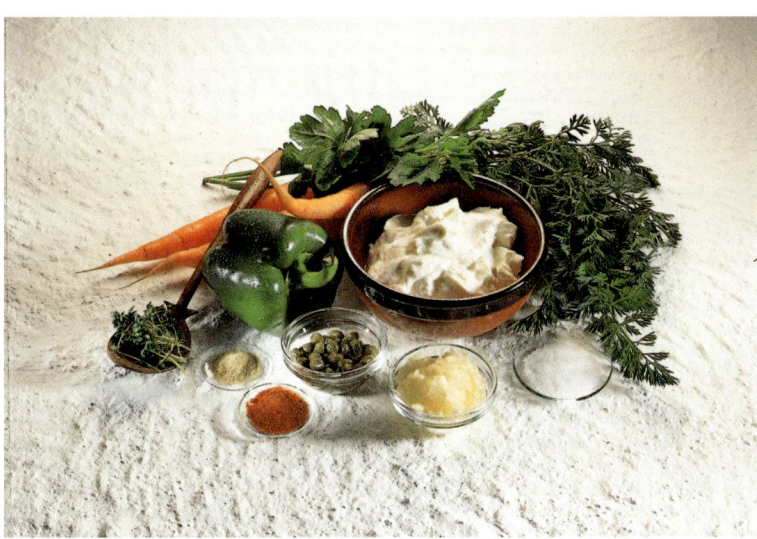

Kalter Spargel in Kräutervinaigrette

▶ **Zutaten** (für 4 Personen) Salz • 1 TL Butter • 1 Prise Zucker
25 Stangen Spargel (weiß oder grün, nach Geschmack) • 80 ml
Sonnenblumenöl • 3 EL Balsamessig • 2 TL mittelscharfer Senf
80 ml Spargelwasser • Pfeffer • 3 EL gehackte Zitronenmelisse
3 EL Schnittlauchröllchen • 3 EL gehackte Petersilie
1 EL gehacktes Basilikum • 1 EL Kresse

▶ **Zubereitung**

1 Wasser aufsetzen, Salz, Butter und die Prise Zucker hinzufügen. Den
Spargel schälen (grünen Spargel nur im unteren Drittel) und bissfest
garen.

2 Öl, Essig und Senf für die Vinaigrette kräftig aufschlagen. Zum
Schluss das Spargelkochwasser hinzufügen, salzen und pfeffern.

3 Den Spargel in eine flache Auflaufform legen und mit den gemisch-
ten Kräutern bestreuen.

4 Das Ganze mit der lauwarmen Kräutervinaigrette übergießen, mit
Folie abdecken, über Nacht in den Kühlschrank stellen und gut durchziehen lassen.

Feldsalat mit Walnüssen in Rote-Bete-Vinaigrette

▶ **Zutaten** (für 5 Personen) 500 g Feldsalat • 100 g Walnusskerne
2 kleine Rote Beten • 2 EL Balsamessig • 6 EL Weizenkeimöl
1 TL Dijonsenf • 1 Prise Zucker • 2 EL Wasser

▶ **Zubereitung**

1 Feldsalat waschen, putzen und abtropfen lassen.

2 Walnusskerne in einer beschichteten Pfanne fettfrei anrösten und
nach dem Abkühlen grob hacken.

3 Rote Beten schälen und fein raspeln.

4 Essig, Öl, Senf, Zucker und Wasser zu einer flüssigen Vinaigrette ver-
schlagen.

5 Feldsalat in einer Schüssel mit Rote Beten und Vinaigrette sorgfältig
durchmischen.

6 Die Walnusskerne über den Salat streuen.

Tip:
Verwenden Sie statt
Weizenkeimöl auch einmal
kaltgepresstes Walnussöl.
Es hat einen intensiv
nussigen Geschmack und
gibt dem Salat eine
besondere Note.

Kalte Gerichte

Kartoffel-Gurken- Salat mit frischer Kräutersauce

▶ **Zutaten** (für 4 Personen) 750 g Kartoffeln • 1 Salatgurke
1 kleine Knoblauchzehe • 1 TL Dijonsenf • 1 EL Zitronensaft
2 EL Schmand • 1 Becher Joghurt • Salz, Pfeffer • 2 EL gehackte
Petersilie • 1 EL fein gehackter Dill • 1 EL Kresse • ggf. Radieschen

▶ **Zubereitung**

1 Die Kartoffeln als Pellkartoffeln etwa 20 bis 25 Minuten gar kochen (Gabelprobe), abschrecken und zum Abkühlen beiseite stellen.

2 In der Zwischenzeit die Gurke schälen, halbieren (das Innere mit den Kernen entfernen) und in dünne Scheiben schneiden.

3 Für die Sauce den durchgepressten Knoblauch mit Senf und Zitronensaft gut mischen. Danach Schmand sowie Joghurt hinzufügen und glatt rühren. Mit Salz und Pfeffer abschmecken, zum Schluss die Kräuter unterheben.

4 Die Kartoffeln pellen und in Scheiben schneiden. Vorsichtig die Gurkenscheiben unterheben und mit der Sauce mischen. Vor dem Servieren noch 1 bis 2 Stunden durchziehen lassen. Nach Belieben mit Radieschenscheiben und gehackten Kräutern dekorieren.

Tip:
Kräuter halten sich länger frisch, wenn man sie in einem Plastikbeutel im Kühlschrank aufbewahrt. Tüte vorher aufblasen und dann gut verschließen.

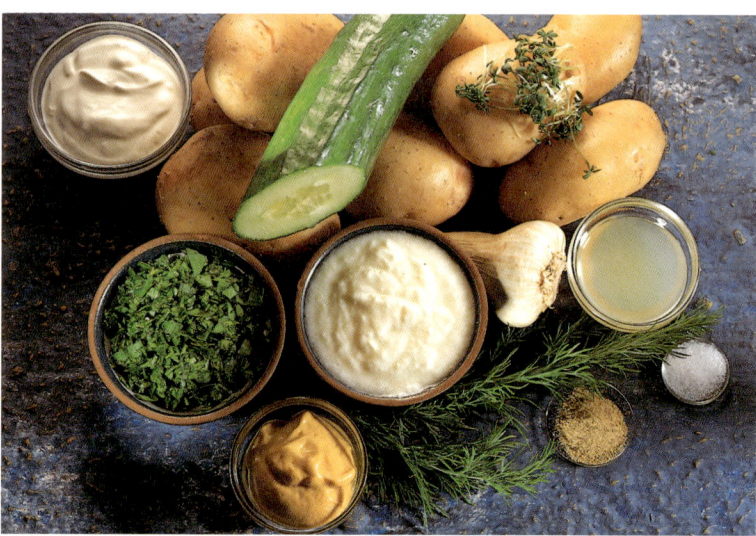

Gerade bei der Zubereitung kalter Gerichte sollten Sie auf die größtmögliche Frische der Zutaten achten.

Warme Gerichte

Kartoffel-Kohlrabi-Gratin

▶ **Zutaten** (für 4 Personen) 1 kg mehlig kochende Kartoffeln
750 g Kohlrabi • 1 EL Butter • Salz, Pfeffer, Muskatnuss
100 g Emmentaler • 250 ml Milch • 150 ml Sahne

▶ **Zubereitung**

1 Kartoffeln schälen und in sehr dünne Scheiben schneiden.

2 Kohlrabi schälen, vierteln und in gleich dünne Scheiben schneiden.

3 Eine Auflaufform dünn mit Butter auspinseln und die Kartoffel- und Kohlrabischeiben abwechselnd einschichten. Dabei jede Lage leicht salzen, pfeffern und nach Geschmack mit etwas Muskat würzen.

4 Käse raspeln und die letzte Schicht damit gleichmäßig bestreuen.

5 Zum Abschluss das Milch-Sahne-Gemisch darauf gießen. Die Scheiben sollten etwa zur Hälfte bedeckt sein. Je nach Größe der Auflaufform ggf. noch etwas mit Milch auffüllen.

6 Auf die mittlere Schiene des vorgeheizten Backofens schieben und für ca. 45 Minuten bei 225 °C garen. Das Gratin ist fertig, wenn es oben schön knusprig ist und sich die Kartoffeln leicht mit einer Gabel einstechen lassen.

Tip:
Auch andere Gemüsearten wie Brokkoli und Blumenkohl eignen sich hervorragend für ein Gratin. Kartoffeln sind jedoch purinärmer.

Kalbsschnitzel in Sherrysauce

▶ **Zutaten** (für 4 Personen) 20 g Butter • 4 sehr dünn geschnittene Kalbsschnitzel (je 100 g) • Salz, Pfeffer • 1 TL Mehl • 40 ml Gemüsebrühe • 3 EL Sherry (medium) • 10 ml Sahne

▶ **Zubereitung**

1 Butter in der Pfanne erhitzen und die Schnitzel von jeder Seite ca. 1 Minute bräunen, dann aus der Pfanne nehmen, salzen, pfeffern und warm stellen.

2 Mehl in den Bratensatz streuen, durchschwitzen und mit Brühe sowie Sherry ablöschen.

3 Sauce unter ständigem Rühren leicht einkochen lassen, Sahne hinzufügen und die Schnitzel damit übergießen. (Achten Sie darauf, dass der Sherry richtig aufschäumt, damit der Alkohol verkocht.)

Tip:
Lassen Sie sich die Kalbsschnitzel von Ihrem Metzger auf der Aufschnittmaschine ganz dünn schneiden.

Grünkernbratlinge

▶ **Zutaten** (für 4 Personen) 2 Schalotten • 1 Knoblauchzehe
4 EL Öl • 200 g Grünkernschrot • 250 ml Gemüsebrühe
1 Ei • 6 EL Parmesan • 1 TL Majoran • Salz, Pfeffer • 1 EL Mehl

▶ **Zubereitung**

1 Schalotten und Knoblauchzehe ganz fein hacken und in der Pfanne mit 2 Esslöffel Öl andünsten.

2 Grünkernschrot einrühren, kurz anbraten und das Ganze mit der Gemüsebrühe ablöschen.

3 Die Pfanne vom Herd nehmen und die Masse bei geschlossenem Deckel 15 bis 20 Minuten aufquellen lassen.

4 Den Deckel abnehmen und abkühlen lassen. Danach das Ei gründlich unterrühren und den geriebenen Käse einstreuen. Mit Majoran, Salz und Pfeffer abschmecken.

5 Mit angefeuchteten Händen etwa mandarinengroße Bratlinge formen, glatt streichen und in Mehl wenden.

6 2 Esslöffel Öl in einer Pfanne erhitzen und die Bratlinge langsam von jeder Seite ca. 4 Minuten schmoren.

Hinweis:
Grünkern steht bezüglich des Puringehaltes dem Fleisch kaum nach. Dennoch ist er aus ernährungsphysiologischer Sicht wesentlich wertvoller. Außerdem werden Sie das Aroma dieses Getreides schätzen lernen. Sie können Getreidebratlinge auch mit Hirse zubereiten, die wesentlich purinärmer ist.

Seelachsragout

▶ **Zutaten** (für 4 Personen) 200 g Karotten • 300 g Lauch
250 g Brokkoli • 1 TL Butter • 300 g Seelachsfilet • Salz, Pfeffer
2 TL Zitronensaft • 150 g Champignons • 6 EL Milch
2 EL gehackte Petersilie • 3 EL saure Sahne • 3 EL Crème fraîche

▶ **Zubereitung**

1 Gemüse putzen. Karotten und Lauch in Scheiben schneiden. Brokkoli in kleine Röschen teilen und die zarten Stielteile ebenfalls in Scheiben schneiden.

2 Die Champignons gründlich putzen, waschen und in dünne Scheiben schneiden.

3 Butter in einer beschichteten Pfanne zerlassen. Lauch, Karotten und Brokkoli 5 Minuten andünsten und weitere 5 Minuten zugedeckt garen lassen.

Tip:
Unangenehmen Fischgeruch können Sie vermeiden, indem Sie den Fisch gleich nach dem Einkaufen waschen, trockentupfen und, mit frischen Kräutern bedeckt, bis zur Zubereitung in den Kühlschrank stellen.

4 Das Seelachsfilet waschen und mit Küchenpapier trockentupfen. Von beiden Seiten salzen, pfeffern und anschließend mit Zitronensaft einreiben.

5 Champignons in die Pfanne geben, noch 1 Minute dünsten und dann Milch zugießen.

6 Saure Sahne und Crème fraîche vorsichtig in die Gemüsemischung einrühren, danach den Fisch dazulegen und mit einem Deckel verschließen.

7 Nach ca. 5 Minuten Garzeit (der Fisch darf innen nicht mehr glasig sein) mit den Kräutern bestreuen und das Fischfilet dabei vorsichtig in größere Stücke teilen.

Asiatische Geflügelpfanne

▶ **Zutaten** (für 4 Personen) 200 g Putengeschnetzeltes • Pfeffer
1 TL Limonensaft • 100 g grüne Bohnen • 2 mittelgroße Karotten
150 g Wirsing • 100 g Blumenkohl • 100 g Sojabohnensprossen
3 Lauchzwiebeln • 3 EL Öl • 1 TL geriebener Ingwer
150 ml Gemüsebrühe • Sojasauce

▶ **Zubereitung**

1 Putengeschnetzeltes vorsichtig waschen, mit Küchenkrepp trocknen, pfeffern und mit Limonensaft beträufeln.

2 Bohnen putzen, in kochendem Wasser kurz abbrühen und dann abgießen.

3 Karotten schälen, Wirsing putzen und in feine Streifen schneiden.

4 Blumenkohl sowie Sojabohnensprossen waschen und in einem Sieb gut abtropfen lassen.

5 Lauchzwiebeln putzen und in dünne Scheiben schneiden.

6 Öl in einer großen Pfanne erhitzen und Lauchzwiebeln andünsten.

7 Putenfleisch hinzugeben, kurz anbraten und den Ingwer unterrühren.

8 Karotten, Blumenkohl, Bohnen und Wirsing hinzufügen, anbraten und unter Rühren garen. Zuletzt mit den Sojasprossen mischen.

9 Mit Gemüsebrühe ablöschen und mit Sojasauce sowie Pfeffer abschmecken.

Tip:
Fisch ist zwar generell recht purinreich. In Kombination mit purinarmem Gemüse können Sie ihn jedoch unbedenklich genießen. Pro Person sollte der Fischanteil im Gericht ca. 80 Gramm nicht übersteigen.

Zu diesem Gericht passt Reis als Beilage besonders gut. Verwenden Sie möglichst ungeschälten Reis; er gehört zu den purinarmen Getreidearten.

Eine italienische Köstlichkeit besonderer Art lässt sich bedenkenlos auch von Gichtkranken geniessen – Spaghetti mit Mandelpesto.

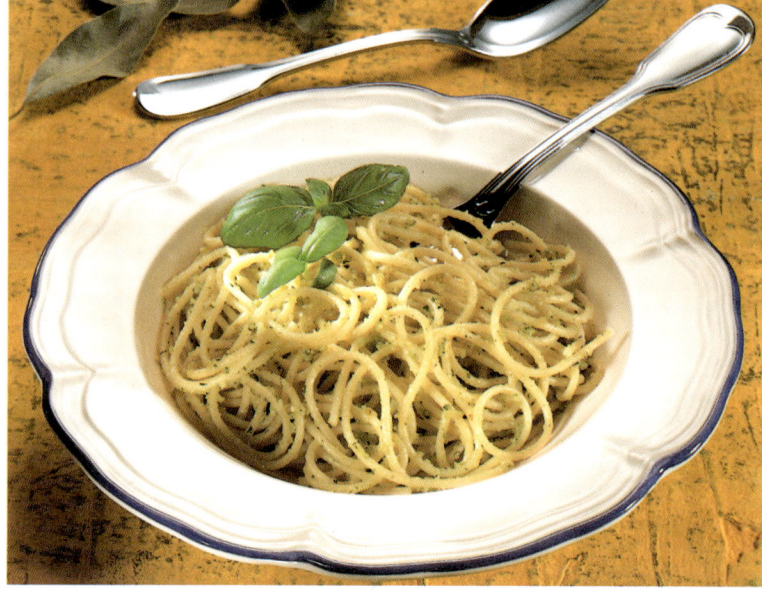

Spaghetti mit Mandelpesto

▶ **Zutaten** (für 4 Personen) 50 g geschälte Mandeln • 2 Knoblauch-zehen • 2 Bund frisches Basilikum • 10 EL geriebener frischer Parmesan • 100 ml kaltgepresstes Olivenöl • Pfeffer • 500 g Spaghetti

▶ **Zubereitung**

1 Die Mandeln ohne Fett in einer Pfanne rösten und nach dem Abkühlen hacken.

2 Knoblauch pellen und durchpressen.

3 Basilikum putzen und waschen, die Blätter trocknen und ebenfalls hacken.

4 Die gehackten Mandeln, den Knoblauch und das gehackte Basilikum in einem Mörser oder ggf. mit dem Pürierstab zu einer cremigen Paste verarbeiten.

5 Den Käse gleichmäßig untermischen und abschließend nach und nach das Olivenöl einrühren. Mit Pfeffer würzen.

6 Spaghetti in einem Topf »al dente« kochen.

7 Den Pesto kalt auf die frisch gekochten, heißen Spaghetti geben und untermischen.

Variante:
Probieren Sie anstatt der Mandeln auch einmal die in der italienischen Küche so beliebten Pinienkerne.

Kartoffeleintopf mit frischen Austernpilzen

▶ **Zutaten** (für 4 Personen) 500 g Kartoffeln • 2 kleine Schalotten
2 Petersilienwurzeln • 2 Karotten • 1 Stange Lauch • 175 g Austernpilze • 20 g Butter • 600 ml Gemüsebrühe • Salz, Pfeffer, Majoran

▶ **Zubereitung**

1 Kartoffeln schälen, waschen und in Würfel schneiden.

2 Schalotten und Petersilienwurzeln schälen und fein hacken. Karotten sowie Lauch putzen und in Scheiben schneiden.

3 Austernpilze waschen und in mittelgroße Würfel schneiden.

4 Gemüse in der Hälfte der Butter andünsten, Kartoffeln und Gemüsebrühe dazugeben. Bei mittlerer Hitze ca. 15 bis 20 Minuten kochen.
Danach halbieren und die eine Hälfte pürieren.

5 Nun die Pilze in der restlichen Butter anschmoren und pfeffern.

6 Beide Suppenteile mit den Pilzen vermischen, mit Salz, Pfeffer und
Majoran abschmecken und noch 5 Minuten bei ganz milder Hitze
durchziehen lassen.

Provenzalischer Gemüseeintopf

▶ **Zutaten** (für 4 Personen) 250 g grüne Paprika • 300 g rote Paprika
200 g gelbe Paprika • 200 g Zucchini • 200 g Auberginen
1 große Gemüsezwiebel • 1–2 Knoblauchzehen • 2 EL Pflanzenöl
250 ml Gemüsebrühe • 500 g Tomatenpüree • Salz, Pfeffer
1 Prise Zucker • provenzalische Kräuter • 3 EL gehacktes Basilikum

▶ **Zubereitung**

1 Paprika, Zucchini und Auberginen waschen und in mittelgroße
Würfel schneiden.

2 Zwiebel sowie Knoblauch klein schneiden und im Öl dünsten.

3 Gemüsewürfel hinzugeben und ca. 4 Minuten angaren lassen.

4 Mit Gemüsebrühe ablöschen und das Tomatenpüree einrühren.
Salz, Pfeffer, Zucker hinzufügen und die Mischung ca. 10 Minuten
köcheln, bis das Gemüse bissfest gegart ist.

5 Ist die Mischung noch sehr flüssig, die letzten 5 Minuten mit offe-
nem Deckel köcheln lassen; mit den frischen Kräutern abschmecken.

Tip:
Anstatt des fertigen
Tomatenpürees können
Sie auch frische Tomaten
verwenden. Geben Sie sie
kurz in heißes Wasser.
Die Schale lässt sich dann
leichter entfernen.

Süße Gerichte

Birnenkuchen

▶ **Zutaten** (für 4 Personen) 1 Packung tiefgefrorenen Blätterteig 800 g aromatische Birnen • 25 g Butter • 90 g Zucker
1/2 TL Bourbonvanille (alternativ 1 Päckchen Vanillezucker)

▶ **Zubereitung**

1 Blätterteig auftauen lassen.

2 Birnen waschen, schälen, halbieren und die Kerngehäuse entfernen. Danach jede Hälfte in 5 etwa gleich große Scheiben schneiden.

3 Springform oder flache, runde Auflaufform mit der Butter dick ausstreichen und anschließend mit der Hälfte des Zuckers bestreuen.

4 Die Birnenscheiben spiralförmig nebeneinander in die Backform einpassen.

5 Den restlichen Zucker mit der Vanille mischen und auf dem Obst verstreuen.

6 Die Birnen mit einem Blätterteigboden bedecken, und den Teig an den Rändern etwas andrücken; die Ränder der einzelnen Teigplatten sollen dabei überlappen.

7 Backofen vorheizen und Kuchen bei 180 °C ca. 45 Minuten backen.

Tip:
Mit Zucker sollten Sie generell recht sparsam umgehen. Sie können den Zucker auch durch getrockneten Zuckerrohrsaft aus dem Reformhaus ersetzen. Er enthält im Gegensatz zu weißem Zucker viele Mineralstoffe sowie Spurenelemente und hat einen angenehmen Eigengeschmack.

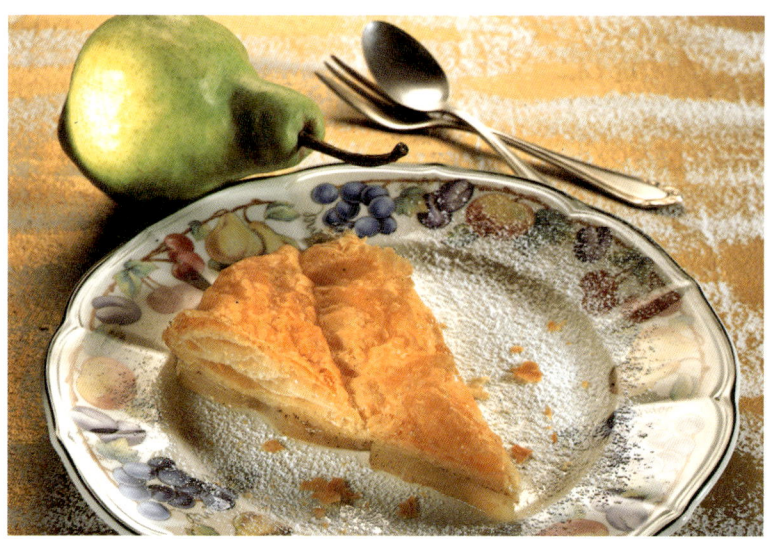

Vor allem bei Übergewicht sollte man Süßspeisen weitgehend meiden. Wer jedoch nicht gänzlich auf Süßes verzichten will, kann kalorien- und purinarme Varianten wie den Birnenkuchen vorziehen.

Gestürzte Himbeercreme

▶ **Zutaten** (für 4 Personen) 3 TL gemahlene Gelatine • 175 g Himbeeren • 65 g Zucker • 125 g Joghurt • 2 EL Sahne

▶ **Zubereitung**

1 Gelatine in 2 Esslöffel Wasser 5 bis 10 Minuten quellen lassen.

2 Himbeeren pürieren und durch ein feines Sieb streichen, um die Kerne zu entfernen.

3 4 Esslöffel Himbeerpüree mit der Gelatine vorsichtig erwärmen, bis sich die Gelatine ganz gelöst hat, und anschließend mit dem Zucker gut unter die restliche Himbeermasse ziehen.

4 Joghurt mit der Sahne verquirlen und nach und nach zu der Fruchtcreme rühren.

5 Eine Puddingform kurz mit kaltem Wasser ausspülen und die Creme einfüllen. Die Schüssel danach 3- bis 4-mal auf die Arbeitsfläche klopfen, damit es keine eingeschlossenen Luftblasen gibt.

6 Anschließend mindestens 3 Stunden kalt stellen.

7 Wenn die Creme geliert ist, die Form vor dem Stürzen in sehr warmes Wasser eintauchen, damit sich die Masse besser ablöst.

Sie können auch statt in einer großen Puddingform die Himbeercreme in vier kleine Dessertschälchen füllen.

Gefüllte Apfelhälften

▶ **Zutaten** (für 4 Personen) 2 große säuerliche Äpfel • 1 TL Zitronensaft • 20 g geschälte Mandeln • 3 EL Zucker • 10 g Butter geriebene Schale einer ungespritzten Zitrone

▶ **Zubereitung**

1 Die Äpfel waschen, schälen, halbieren und danach die Kerngehäuse entfernen.

2 Mit der glatten Seite nach oben in eine Auflaufform legen, mit Zitronensaft bestreichen und ca. 20 Minuten im Backofen bei 200 °C garen.

3 In der Zwischenzeit Mandeln hacken und mit Zucker, Butter sowie Zitronenschale vermischen. Die Mandelmasse in die Äpfel füllen.

4 Unter dem vorgeheizten Grill überbacken, bis der Zucker geschmolzen ist und die Füllung eine goldbraune Farbe hat.

Tip:
Boskopäpfel sind für dieses Rezept besonders geeignet. Sollten Sie keine geschälten Mandeln bekommen, so können Sie auch ungeschälte verwenden. Kurz mit kochendem Wasser überbrühen; die Haut lässt sich danach problemlos entfernen.

Obstsalat mit Sahne-Joghurt-Sauce

▶ **Zutaten** (für 4 Personen) 20 g gehackte Haselnusskerne
100 g Kiwis • 200 g Ananas • 150 g Pfirsich • 100 g Schlagsahne
150 g Joghurt • 1/2 Vanilleschote

▶ **Zubereitung**

1 Gehackte Haselnusskerne in einer Pfanne fettfrei anrösten und abkühlen lassen.

2 Kiwis schälen und in Scheiben schneiden.

3 Ananas schälen und in kleine Stücke schneiden.

4 Pfirsich gut waschen, halbieren und in feine Spalten schneiden.

5 Geschnittene Früchte auf einer Platte anrichten oder auf 4 Tellern verteilen.

6 Sahne mit dem Handrührgerät steif schlagen, den Joghurt in eine Schale geben und glatt rühren; anschließend die Sahne unter den Joghurt heben.

7 Joghurt-Sahne-Sauce mit dem ausgekratzten Vanillemark abschmecken und auf die Früchte geben.

8 Den Obstsalat mit den Haselnüssen bestreuen und sofort servieren.

Variante:
Sie können für diesen Obstsalat je nach Jahreszeit auch frische einheimische Früchte und Beeren verwenden, z. B. Himbeeren, Johannisbeeren u. a.

Erdbeer-Kiwi-Gratin

▶ **Zutaten** (für 4 Personen) 2 EL saure Sahne • 2 EL Schmand
100 g Kiwis • 150 g frische Erbeeren • 60 g Zucker • 20 g Pinienkerne

▶ **Zubereitung**

1 Sahne und Schmand zu einer cremigen Masse aufschlagen.

2 Kiwis schälen, vierteln und in Scheiben schneiden.

3 Erbeeren waschen, putzen und ebenfalls in Scheiben schneiden.

4 Früchte gleichmäßig auf 4 feuerfeste Förmchen verteilen und schön bunt mischen.

5 Jeweils 1 Esslöffel von der Sahnemasse auf dem Obst verteilen und mit 1/4 des Zuckers bestreuen.

6 2 Minuten unter dem vorgeheizten Grill überbacken, bis der Zucker geschmolzen ist.

7 Mit Pinienkernen bestreuen und servieren.

Das Kreuz mit dem Gewicht

Warum das Abnehmen so schwierig ist

Alle Versuche der Pharmaindustrie, ein Medikament zu entwickeln, mit dessen Hilfe man ohne Diät schlank wird, schlugen bisher fehl. Selbst Appetitzügler, die aufgrund ihrer Nebenwirkungen nur vom Arzt verschrieben werden dürfen, können den Hunger nur kurzfristig bremsen. Die meisten Kalorien werden jedoch nicht aus Hunger, sondern aus Appetit aufgenommen. Auch eine kurzfristige Diät, die oft mit einer extrem einseitigen Nahrungsaufnahme verbunden ist, führt in der Regel nicht zum Erfolg.

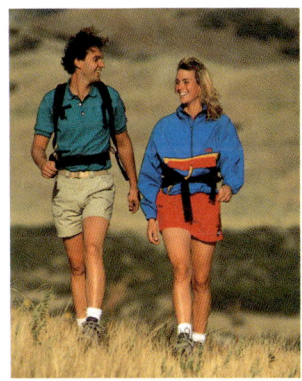

Bewusste Ernährung und genügend Bewegung sind die wirksamsten Maßnahmen, um überschüssige Pfunde loszuwerden und um Körper und Geist fit zu halten.

Das körpereigene Normalgewicht

In Untersuchungen an Normal- und Übergewichtigen zeigte sich, dass sowohl Normal- als auch Übergewichtige auf eine Zu- bzw. Abnahme des Körpergewichts gleich reagieren: Steigt das Gewicht durch die Zufuhr kalorienreicher Nahrungsmittel um zehn Prozent, wird die zusätzlich aufgenommene Energiemenge durch körperliche Aktivität verbraucht. Bei kalorienärmeren Menüs schraubt der Körper seinen Bedarf entsprechend herunter. Das ursprüngliche Körpergewicht verändert sich dadurch in beiden Fällen kaum. Der Organismus stellt sich auf erhöhte und verminderte Kalorienzufuhr ein und bemüht sich, dasselbe Gewicht aufrechtzuerhalten. Dieses Gewicht wird englisch als Setpoint-Gewicht bezeichnet.

Einige Wissenschaftler glauben, dass der Körper monate- und sogar jahrelang einem beabsichtigten Gewichtsverlust trotzen kann; andere nehmen hingegen an, dass er sich relativ schnell sowohl an niedrigere, leider aber auch an höhere Schwellenwerte gewöhnt. Unbekannt ist

Viele Diäten grenzen an Selbstkasteiung. Nur die dauerhafte Umstellung der Kost und der Lebensgewohnheiten bringen Ihnen Erfolg beim Abnehmen.

bisher allerdings, wodurch dieses für jeden Menschen individuelle Gewicht festgelegt wird. Hier könnten – so vermutet man – erbliche Faktoren eine gewisse Rolle spielen.

Der berühmte Jo-Jo-Effekt

Diäten werden meist während eines kurzen Zeitraums durchgeführt, in der Regel während etwa 14 Tagen. In dieser Zeit wird häufig entweder extrem fettarm oder extrem einseitig (Ananasdiät, Eierdiät etc.) gegessen. Zwar gelingt es meist, einige Kilogramm abzuspecken, doch gleich nach Diätende nimmt man schnell wieder zu. Oft führen Gelüste, die sich in der Diätzeit angestaut haben, sogar noch zu einer höheren Nahrungsaufnahme als vor der Kur. Das unerwünschte Ergebnis ist, dass einige Zeit nach der Kur nicht nur das verlorene Gewicht zurückgekehrt ist, sondern es haben sich sogar ein, zwei Kilogramm mehr auf Hüften und Rippen festgesetzt. So wechseln Diätzeiten mit Phasen der Gewichtszunahme ab – der Jo-Jo-Effekt hat eingesetzt.

Vermeiden Sie den Teufelskreis des ständigen Ab- und Zunehmens, indem Sie einseitige Diäten meiden, die fast immer zu viel versprechen.

Erfolg kommt nur auf lange Sicht

Eine langfristige Gewichtsabnahme wird nur über eine dauerhafte Umstellung der Ernährung und der Lebensgewohnheiten erreicht. Je langsamer die Pfunde abgenommen werden, desto größer ist die Chance, dass sie dauerhaft verschwinden. Allen Versprechungen zum Trotz kann man pro Woche nicht mehr als rund zwei Kilogramm abnehmen. Ein darüber hinaus gehender Gewichtsverlust resultiert lediglich aus Flüssigkeitsverlusten, die schnell wieder ausgeglichen werden. Sinnvoll ist es, eine wöchentliche Gewichtsabnahme von 500 bis maximal 1000 Gramm anzustreben.

Dick durch genetische Veranlagung

Ohne Zweifel gibt es auch in puncto Körpergewicht eine genetische Komponente. Aus Tierversuchen weiß man, dass es bessere und schlechtere Futterverwerter gibt; in der Schweinezucht werden z. B.

bessere Futterverwerter bevorzugt. Doch die genetische Komponente wird (besonders von den Betroffenen) bei weitem überschätzt. In Laborversuchen hat man versucht, die Rolle der Genetik bei der Entstehung von Übergewicht herauszufinden. Bei Übergewichtigen wurden Energieaufnahme und -abgabe genau gemessen. Zur Überraschung der Forscher stellte sich heraus, dass höchstens 10 bis 15 Prozent der stark Übergewichtigen eine genetische Veranlagung hatten. Derzeit wird ein Gentest entwickelt, mit dessen Hilfe es in ein bis zwei Jahren möglich sein wird, bei jedem Menschen zu bestimmen, ob eine genetische Veranlagung für das Übergewicht verantwortlich ist. Bei Ratten konnte man allerdings einen Gendefekt finden, der bewirkt, dass der Sättigungsmechanismus nicht funktioniert. Bis heute ist noch nicht geklärt, ob es auch beim Menschen solche Gene gibt, die den Sättigungsmechanismus beeinflussen.

Der Bodymass Index (BMI)

Zur Bestimmung des richtigen Körpergewichts Erwachsener hat sich der Bodymass Index (BMI) durchgesetzt. Wenn man ihn zugrundelegt, ist jeder dritte deutsche Erwachsene zu dick. Der BMI wird errechnet,

Die meisten Dicken können ihre Gene nicht für ihr Übergewicht verantwortlich machen. Für ihren Speck ist eine im Verhältnis zum Verbrauch zu hohe Energieaufnahme verantwortlich.

Frische Salat oder gedünstetes Gemüse garantieren eine purinarme Ernährung, die alle lebensnotwendigen Vitamine, Mineralien und Spurenelemente enthält.

indem man das Körpergewicht in Kilogramm durch das Quadrat der Körpergröße in Metern teilt. Danach errechnet sich der BMI einer 1,65 Meter großen Frau, die 62 Kilogramm wiegt, so: $62/1{,}65^2 = 23$.

Altersunabhängige Gewichtseinteilung

nach Bodymass Index

	Männer	Frauen
Untergewicht	< 20	< 19
Normalgewicht	20–25	19–24
Übergewicht	25–30	24–30
Adipositas (= Fettsucht)	30–40	30–40
Massive Adipositas	> 40	> 40

Mit zunehmendem Alter dürfen ein paar Pfund mehr auf die Waage gebracht werden:

Altersgruppe	Wünschenswerter BMI
19–24 Jahre	19–24
25–34 Jahre	20–25
35–44 Jahre	21–26
45–54 Jahre	22–27
55–64 Jahre	23–28
> 64 Jahre	24–29

Ab einem Bodymass Index von 30 spricht man von Fettsucht (Adipositas). Wenn Sie diesen Wert überschreiten, sollten Sie einen Arzt zurate ziehen.

Überflüssige Pfunde in den Industrienationen

Angaben in Prozent der Bevölkerung

BMI	Geschlecht	Alte Bundesländer	Neue Bundesländer	GB	USA
< 20	m	3,8	2,9	6,0	5,5
	w	12,2	16,1	12,0	14,9
20–25	m	43,6	49,0	49,0	43,2
	w	48,0	46,7	52,0	46,2
25–30	m	42,0	37,9	37,0	39,6
	w	28,1	28,0	24,0	23,7
> 30	m	10,6	10,2	8,0	11,7
	w	11,6	9,2	12,0	15,2

Überwachung durch den Arzt

In Deutschland, Großbritannien und den USA leiden die meisten Menschen an leichtem Übergewicht bis zu einem BMI von maximal 30. Falls Sie zu diesen gehören – und ansonsten gesund sind – , dürfen Sie ohne ärztliche Überwachung auf eigene Faust abspecken. Versuchen Sie durch Änderung Ihrer Ernährungsweise, am besten in Kombination mit mehr Bewegung, Ihr Körpergewicht zu normalisieren. Wenden Sie sich in jedem Fall an Ihren Arzt, wenn Sie einen BMI von über 30 aufweisen, denn er muss Stoffwechselparameter überprüfen und wird Sie beraten, welche Form der Gewichtsabnahme für Sie am geeignetsten ist. Nehmen Sie ggf. auch die Hilfe einer Ernährungsberaterin in Anspruch, die Ihnen auch praktische Tips zur Zubereitung von Speisen geben kann. Falls Sie nach dieser BMI-Tabelle normalgewichtig sind, brauchen Sie nicht abzunehmen, sondern nur durch gesunde Ernährung versuchen, Ihr Gewicht auf diesem Stand zu halten.

Vielen Menschen fällt es leichter, in Gemeinschaft mit anderen abzunehmen. Suchen Sie sich Mitstreiter, mit denen Sie Ihre Erfolge und Ihren Frust teilen können.

Gesund abnehmen

Wenn Sie abnehmen wollen, leistet die bereits beschriebene (siehe Seite 33f.) Vollwertkost wertvolle Hilfe, da automatisch kalorienärmere Lebensmittel bevorzugt ausgewählt werden. Auf fette Bestandteile der Vollwertküche, wie Nussmus und Avocados, sollten Sie allerdings verzichten oder sie nur in sehr geringen Mengen aufnehmen. Hüten Sie sich vor allem vor Lebensmitteln, die versteckte Fette enthalten, wie Wurst, Käse, Brotaufstriche und Backwaren.

Die Negativliste

▶ Vermeiden Sie Raffinadezucker. Zum Süßen von Getränken und Speisen können Sie kalorienfreie Süßstoffe verwenden.
▶ Essen Sie keinen Käse und keine Wurst mit hohem Fettgehalt.
▶ Milch, Joghurt, Quark, Butter und alle sonstigen Milchprodukte mit hohem Fettgehalt sollten tabu sein.

▶ Blätterteig enthält sehr viel Fett und sollte daher nicht verwendet werden

▶ Verzichten Sie auf Mayonnaise.

▶ Nicht auf Ihren Tisch gehören Lebensmittel, die besonders wenig Sättigungssignale aussenden. Dazu gehören die Nährstoffkombinationen Fett/Zucker (z.B. in Kuchen und Backwaren, Schokolade oder Eiscreme) und Zucker/Alkohol (Liköre, Süßwein). Am besten verzichten Sie ganz auf Alkohol.

Die Positivliste

▶ Bevorzugen Sie Lebensmittel mit natürlicherweise niedrigem Fettgehalt, wie z.B. Obst und Gemüse.

▶ Verwenden Sie Lebensmittel, die viele Ballaststoffe enthalten, wie z.B. Vollkornreis und -nudeln, Hirse, Hafer- und Vollkornbrot. Ballaststoffreiche Nahrungsmittel liefern wenig Kalorien und enthalten zusätzlich Quellstoffe, wodurch viel Wasser gebunden wird. Bei ausreichender Flüssigkeitszufuhr erhöht sich das Volumen des Speisebreis, die Entleerung des Magens wird verzögert, das Sättigungsgefühl hält länger an. Mit einer voluminösen Kost wird auf diese Weise schon bei nur kleinen Mengen an ausnutzbarer Energie eine anhaltende Sättigung erzielt. Außerdem wirken Ballaststoffe positiv auf die Darmperistaltik, d.h., der Speisebrei passiert den Darm schneller, der Stuhlgang wird erleichtert.

▶ Naschen Sie Obst oder Gemüse statt belegter Brote als Snack zwischendurch.

▶ Trinken Sie kalorienarme Getränke wie Mineralwässer, Kräuter- oder Früchtetees und verdünnte Obst- und Gemüsesäfte. Zwei Liter pro Tag sind das Minimum, da beim Abnehmen viele Stoffe vom Körper ausgeschieden werden müssen. Genügend Flüssigkeit erleichtert diesen Spüleffekt. Zusätzlich erzielen Sie durch reichliches Trinken ein Sättigungsgefühl.

▶ Essen Sie vor den Hauptmahlzeiten einen Salat, um mit kalorienarmer Nahrung eine Vorsättigung zu erreichen. Sie brauchen dann weniger von den Hauptmahlzeiten.

Aus den Augen, aus dem Sinn: Das gilt auch für das Essen. Kaufen Sie Lebensmittel, die Sie vermeiden wollen, erst gar nicht ein.

Achten Sie bei ballaststoffreicher Nahrung darauf, dass Sie genügend trinken, damit die positive Wirkung der Ballaststoffe voll zur Geltung kommt.

▶ Die Entdeckung der Langsamkeit hilft Ihnen, weniger zu essen: Egal wie viele Kalorien Sie zu sich nehmen, erste Sättigungsimpulse werden frühestens 15 Minuten nach Beginn der Mahlzeit ausgesendet.

▶ Erlernen Sie fettarme Garmethoden mit Alufolie, speziell beschichteten Pfannen und Töpfen, Bratschläuchen, Mikrowelle etc.

▶ Brote können auch mit Bananen-, Gurken-, Radieschen-, Rettich-, Tomaten- oder Zwiebelscheiben belegt und mit Kräutersalz gewürzt werden. Es muss nicht immer Wurst und Käse oder Nussnougatcreme sein!

▶ Finden Sie heraus, welche sportliche Betätigung Ihnen Spaß macht. Allerdings wird es Ihnen kaum gelingen, allein mit körperlicher Bewegung abzunehmen: Zum Abbau von nur einem Kilogramm Fettgewebe müssen 6000 bis 7000 Kilokalorien verbraucht werden. Bei einem einstündigen Spaziergang werden 120 Kilokalorien verbrannt, beim Schwimmen 450 und beim Joggen bis zu 600 Kilokalorien pro Stunde. In Kombination mit einer Ernährungsumstellung aber lenkt sportliche Bewegung vom Essen ab, und auch wegen des günstigen Einflusses von Sport auf das Herz-Kreislauf-System sollte man auf sportliche Aktivitäten nicht verzichten. Zudem verbrauchen Muskeln mehr Energie als Fett, so dass sich bei regelmäßig ausgeübtem Sport auch Ihr Grundumsatz erhöht.

Die Psyche in Form halten

Kaum ein Aspekt in unserem Leben ist so mit Emotionen behaftet wie das Essen. Mit Nahrungsaufnahme verbinden wir von Geburt an Gefühle wie Liebe und Geborgenheit. Unser Essverhalten wird nicht nur von Geschmack und Aussehen, sondern auch durch subtile Parameter wie Konsistenz und Schmelzverhalten der Lebensmittel bestimmt. Sowohl die Familie als auch die Gesellschaft oder Clique bestimmen, welche Nahrungsmittel ausgewählt werden. In Untersuchungen wurde z. B. festgestellt, dass beliebte TV-Vorabendserien das Essverhalten der Zuschauer beeinflussen. Rationalität spielt gerade beim Essen die geringste Rolle. Die meisten Menschen wissen zwar, welche Lebensmittel gesund sind, doch sie essen solche Lebensmittel nur, wenn die-

Versuchen Sie, jede Woche 500 bis 1000 Gramm Gewicht zu verlieren, und kontrollieren Sie Ihr Gewicht regelmäßig auf der Waage. Es muss aber nicht täglich sein.

se mit positiven Beziehungspunkten verknüpft sind. Im Alter von drei Jahren sind die Grundlagen für das Essverhalten des weiteren Lebens bereits gelegt. Spätere Änderungen sind mühsam. Schon im frühen Kindesalter müsste also damit begonnen werden, eine übertrieben hohe Fettaufnahme zu vermeiden, erst dann würde später Fettgenuss nicht mehr als »Rückkehr in die Kindheit« empfunden und damit positiv emotional belegt.

Wenn schon im frühen Kindesalter fettreiche Nahrungsmittel vermieden werden, ist das die beste Grundlage für eine dauerhaft schlanke Figur.

Kindliche Bedürfnisse erkennen

Wird ein Kind oft mit Süßigkeiten belohnt oder getröstet, so kann es sein, dass sein Essverhalten als Erwachsener immer noch von diesen positiven Assoziationen mit Süßigkeiten geprägt wird. Es ist jedoch in jedem Alter möglich, falsche Gewohnheiten abzulegen und umzudenken; es fällt eben nur schwerer. Versuchen Sie es, auch zum Wohle Ihres Nachwuchses; denn Kinder, deren Eltern sich gesundheitsbewusst ernähren, greifen von selbst zu solchen Nahrungsmitteln, da diese mit »zu Hause« assoziiert werden.

Psychologische Tips zum Abnehmen

▶ Essen Sie öfter pro Tag kleine Mahlzeiten. Damit werden insgesamt weniger Kalorien aufgenommen als durch lange Nahrungskarenz, da keine unkontrollierten Heißhungerattacken entstehen.

▶ Decken Sie den Tisch immer nur mit einer begrenzten Auswahl an Lebensmitteln: Dass Sättigungsimpulse vor allem bei reichhaltiger Nahrungsmittelauswahl leichter unterdrückt oder sogar nicht bemerkt werden, haben Sie sicherlich schon einmal auf einem Fest mit einem leckeren, reichhaltigen Buffet an sich selbst feststellen können.

▶ Kontrollieren Sie Ihr Gewicht jede Woche. Übergewicht entsteht nicht von heute auf morgen, sondern über die Jahre sammelt sich Pfund für Pfund an. Durch regelmäßiges Wiegen und konsequentes Handeln können Sie einer Gewichtszunahme sofort entgegensteuern.

▶ Essen Sie konsequent keine Reste! Dieser Rat gilt besonders für den Koch der Familie.

Salzreduktion bei Gicht und Bluthochdruck

Wenn Sie außer an Gicht auch an Bluthochdruck leiden, können Sie die medikamentöse Therapie durch die richtige Ernährung unterstützen. Wenn Sie nicht schon ein Blutdruckmessgerät haben, kaufen Sie sich eines. Sie können damit z. B. überprüfen, ob Sie zu den Menschen gehören, bei denen der Blutdruck durch eine Verringerung der Salzzufuhr sinkt. Bei Hochdruckpatienten unterscheidet man Salzsensitive und solche, die auf eine verringerte Salzzufuhr nicht reagieren. Viele Hypertoniker reagieren auf eine verringerte Salzaufnahme, die in jedem Fall der Gesundheit förderlich ist. Falls Sie zu den salzsensitiven gehören, werden Sie innerhalb einer Woche salzarmer Ernährung bemerken, dass Ihr Blutdruck sinkt. Ohnehin wird bei der Vollwertkost im Vergleich zur normalen Ernährung weniger Salz aufgenommen.

Auch für Hochdruckpatienten ist eine Vollwertdiät genau richtig. Viele werden bei einem Gewichtsverlust automatisch ihren hohen Blutdruck los.

Weitere nützliche Tips

▶ Verzehren Sie keine Gemüsekonserven, da diese meist einen sehr hohen Salzgehalt aufweisen.

▶ Dasselbe gilt für Fertiggerichte oder Fertigsaucen.

▶ Ersetzen Sie Salz so weit wie möglich durch Kräuter und Gewürze.

▶ Brühwürfel enthalten viel Salz, weiteres Salzen ist daher unnötig.

▶ Versuchen Sie, Ihren Salzkonsum auf drei Gramm Kochsalz pro Tag zu beschränken. In Deutschland werden zur Zeit 13 bis 15 Gramm Kochsalz pro Tag verzehrt.

▶ Bevorzugen Sie natriumarme Kräuter- oder Würzsalze.

▶ Verstärken Sie den Geschmack mit Essig, Zitrone, Zwiebeln, Meerrettich und Gewürzen.

▶ Auch Gemüsesäfte sollten nicht gesalzen sein.

▶ Verzichten Sie auf besonders salzreiche Nahrungsmittel; dazu gehören Käsegebäck, Spekulatius, Cornflakes, Wurst und Fischwaren.

▶ Beschränken Sie Ihren Kaffeekonsum auf eine Tasse pro Tag.

▶ Essen Sie anstelle von fertigem Käse, der meistens auch noch stark gesalzen ist, selbst gemachte Quarkzubereitungen, die Sie mit Kräutern würzen.

Schmackhafte Brotaufstriche lassen sich auch aus Karotten und Äpfeln oder aus Kartoffeln und Joghurt selbst herstellen.

Arteriosklerose und erhöhte Blutfettwerte

Bluthochdruck begünstigt die Entwicklung von Arteriosklerose. Darunter versteht man eine langsam verlaufende Schädigung der Arterieninnenwand. Veränderungen der Arterieninnenwände führen dazu, dass große Mengen von oxidiertem (also ranzigem) LDL-Cholesterin (dem sogenannten bösen Cholesterin) eingelagert werden.

Der Beginn der Verkalkung

Die Oxidation des Cholesterins gilt heute als der entscheidende Schritt in der Entwicklung arteriosklerotischer Veränderungen, die aufgrund ihres plattenartigen Erscheinungsbildes auch als Plaques bezeichnet werden. Im weiteren Verlauf der Erkrankung verdickt sich die Gefäßwand durch Einlagerung von Bindegewebe, und es kommt zur Verhärtung der Gefäßwände. Einerseits verlieren die Gefäße dadurch ihre Elastizität, andererseits wird der Innendurchmesser der Gefäße so eingeengt, dass die Durchblutung gestört wird und die Organe nicht mehr ausreichend mit Sauerstoff versorgt werden können. Herzinfarkt und Schlaganfall sind die schwersten Komplikationen arteriosklerotischer Gefäßerkrankungen.

Achten Sie auf die Blutfettwerte

Die Arteriosklerose steht in unmittelbarem Zusammenhang mit Ihren Ernährungsgewohnheiten und der allgemeinen Lebenssituation. Erster Schritt zu ihrer Entwicklung ist eine Schädigung der Gefäßinnenwand durch Bluthochdruck, Rauchen oder eine erhöhte Konzentration von Fett-Eiweiß-Komplexen (Lipoproteinen) im Blut. Man spricht dann auch von Hyperlipoproteinämie. Deshalb findet man auch bei vielen Hochdruckpatienten arteriosklerotische Veränderungen. Auch das Arterioskleroserisiko können Sie mit Hilfe der richtigen Ernährung eindeutig vermindern.

Werden zu viele gesättigte Fettsäuren mit der Nahrung, insbesondere über tierisches Fett, aufgenommen, so erhöhen sich die Cholesterinwerte im Blut; ungesättigte Fettsäuren können die Werte senken. Bevorzugen Sie deshalb pflanzliche Öle mit einem hohen Anteil an ungesättigten Fettsäuren.

Verschiedene Arten von Blutfetten

Vor allem drei Arten von Lipoproteinen sind von Bedeutung:
▶ Triglyzeride – diese Neutralfette werden heute häufig noch in ihrer Schädlichkeit unterschätzt.
▶ LDL-Cholesterin, oft auch als böses Cholesterin bezeichnet, begünstigt Gefäßveränderungen.
▶ HDL-Cholesterin wird oft auch gutes Cholesterin genannt. Es ist ein Gegenspieler des LDL-Cholesterins, da es den Abbau der schädlichen LDL-Fraktion fördert und so indirekt die Gefäße schützt.

Ernährungstips bei Arteriosklerose

Arteriosklerosepatienten müssen besonderen Wert auf die Qualität und Quantität der Fette in der Nahrung legen. Die wichtigsten Punkte dazu sind:
▶ Insgesamt sollte der Fettgehalt in der Nahrung niedrig sein.
▶ Besonders die Aufnahme gesättigter Fettsäuren, wie sie in tierischem Eiweiß vorkommen, muss möglichst gering gehalten werden. Wenn Sie kein Fleisch essen und keine Butter benutzen, senken Sie den Anteil gesättigter Fettsäuren in Ihrer Nahrung um 63 Prozent.
▶ Verwenden Sie zur Zubereitung von Speisen und als Brotaufstrichfett ausschließlich Pflanzenöle und -fette mit einem hohen Anteil an Polyensäuren, die zu den mehrfach ungesättigten Fettsäuren gehören.
▶ Bevorzugen Sie Fett mit einem P/S-Quotienten von 1,0 bis 1,5.

Ihr Risiko für Herz-Kreislauf-Erkrankungen ist besonders hoch, wenn sich Fett bei Ihnen hauptsächlich am Bauch ablagert, Sie also einen »Bierbauch« haben. Menschen mit mehr »birnenförmiger« Fettverteilung an Gesäß und Oberschenkeln sind weniger gefährdet.

P/S-Quotient in Fetten

Gibt das Verhältnis von mehrfach ungesättigten Fettsäuren zu gesättigten Fettsäuren an

Fettart	P/S-Quotient	Fettart	P/S-Quotient
Butter	0,1	Diätmargarine	2–2,5
Schmalz	0,4	Sesamöl	2,7
Margarine	0,5–1	Sojaöl	3,8
Olivenöl	0,7	Safloröl	7,9

▶ Essen Sie regelmäßig rohen Knoblauch und rohe Zwiebeln. Schon 40 Gramm Knoblauch oder Zwiebeln pro Tag bewirken eine Verringerung der Gerinnungsaktivität des Blutes.

▶ Essen Sie regelmäßig rohe Äpfel. Das darin enthaltene Pektin senkt den Cholesterinspiegel.

▶ Vermeiden Sie cholesterinreiche Nahrungsmittel.

▶ Verwenden Sie kaltgepresste Öle.

▶ Achten Sie darauf, dass die Pflanzenöle und Pflanzenfette, die Sie verwenden, möglichst keine gehärteten Fette enthalten. Gehärtete Fette werden auch als hydrierte Fette bezeichnet.

▶ Verwenden Sie Margarine mit einem hohen Gehalt an Polyensäuren und Vitamin E statt Butter.

▶ Zum Kochen und als Salatdressing sind Öle mit hohem Polyensäuregehalt geeignet. Dazu gehören Distelöl (Safloröl), Maisöl und Sonnenblumenöl.

▶ Achten Sie auf eine ausreichende Versorgung mit Vitamin E. Es kann die Oxidation des bösen Cholesterins verhindern und so die Entwicklung der Arteriosklerose bremsen. Den höchsten Vitamin E-Gehalt hat Weizenkeimöl. Geben Sie täglich einen Esslöffel Weizenkeimöl z. B. in Salatsaucen oder Dips. Vitamin E geht allerdings beim Erhitzen verloren.

▶ Halten Sie sich ansonsten an die Regeln der Vollwerternährung.

Auf Nahrungsmittel mit besonders viel Cholesterin sollten Sie weitgehend verzichten, wenn Sie Probleme mit Blutfetten haben!

Cholesteringehalt in Lebensmitteln

Lebensmittel	Cholesteringehalt (mg pro 100 g)
Hirn	2000
Eigelb	1600
Leber	300–500
Kaviar	300
Hühnerei (60 g)	290
Butter	240
Tintenfisch	170
Hummer	150
Krabben	140

Tips zur Ernährungsumstellung

Planungsvorschlag für die Änderung Ihrer Gewohnheiten:

▶ **Erste Woche**

Ein fleischfreier Tag

▶ **Zweite Woche**

Ein fleischfreier Tag, viermal pro Woche Brotaufstriche ohne Käse und Wurst

▶ **Dritte Woche**

Ein fleischfreier Tag, viermal pro Woche Brotaufstriche ohne Käse und Wurst und mindestens ein weiterer Tag mit einem Gericht Ihrer Wahl aus der Vollwertküche

▶ **Vierte Woche**

Ein fleischfreier Tag, viermal pro Woche Brotaufstriche ohne Käse und Wurst, mindestens drei weitere Tage mit einem Gericht aus der Vollwertküche

Mit kleinen Schritten zum Erfolg

Vermutlich hat Ihre bisherige Ernährung ganz anders ausgesehen als die Vorschläge, die Sie auf den letzten Seiten erhalten haben. Sie müssen sich ja auch nicht von heute auf morgen nur mehr vollwertig ernähren. Jede Verbesserung Ihrer jetzigen Lebensgewohnheiten ist ein Fortschritt in Richtung Gesundheit.

Eile mit Weile

Überfordern Sie sich am Anfang nicht, muten Sie sich nicht zu viel auf einmal zu. Das Tempo einer Ernährungsumstellung richtet sich nicht zuletzt nach Ihrer individuellen Veranlagung. Vielleicht sind Sie eher der Alles-oder-nichts-Typ, der noch heute alle Wurstvorräte im Kühlschrank lieber an den Hund verfüttert und dann im Reformhaus einkauft. Wenn Sie eher ein bedächtiger Mensch sind, ist es vielleicht besser, ganz allmählich die Ernährung umzustellen. In diesem Fall sollten Sie sich Notizen machen, in denen Sie festhalten, was Sie Woche für Woche erreichen wollen. So geraten Sie nicht in Gefahr, Ihr Ziel aus den Augen zu verlieren. Ihre Planung könnte z. B. wie im Kasten oben beschrieben aussehen.

Erhöhte Blutfettwerte, Übergewicht, Bluthochdruck und erhöhter Harnsäurespiegel treten häufig gemeinsam auf – alle diese Risikofaktoren können Sie durch die richtige Ernährung günstig beeinflussen.

Genuss mit Lust und Vernunft

Sie sehen, auf diese Weise kommen Sie nach einer gewissen Zeit ebenso zum Ziel. Wenn Sie auf etwas gar nicht verzichten können, versuchen Sie, nicht völlig außer Kontrolle zu geraten: Bei Heißhunger auf Fleisch genehmigen Sie sich z. B. ein kleines Putenschnitzel und viele Beilagen; bei Heißhunger auf Süßes versuchen Sie, einen Pudding mit Süßstoff zu kochen oder Trockenobst zu essen; bei Verlangen nach Alkohol trinken Sie mit viel Wasser gespritzten Wein.

Für viele besonders schwierig – der Verzicht auf Fleisch

Vielleicht gehören Sie zu den Menschen, die immer sehr gern Fleisch gegessen haben. Jetzt können Sie sich gar nicht vorstellen, auf diese Leckerei verzichten zu müssen. Doch es gibt keinen Grund zu verzagen: In der Vollwertküche gibt es eine Reihe von Lebensmitteln, die ähnlich wie Fleisch schmecken. Dazu gehört z. B. Tofu, der aus Sojamilch hergestellt wird, wofür die Sojabohnen ausgequetscht werden. Dadurch erhält man eine vegetarische Milch, die es u. a. im Reformhaus gibt. Diese Milch kann ähnlich wie Kuhmilch verwendet oder weiterverarbeitet werden, wie etwa zu Tofu, der dem Quark aus der Kuhmilch entspricht.

Im Gegensatz zu Sojabohnen und Sojafleisch enthalten Sojamilch und Tofu praktisch keine Purine und sind für Gichtpatienten sehr geeignet. Tofu ist auch frei von Cholesterin.

Tofu für jeden Geschmack

Tofu hat kaum Eigengeschmack und entspricht in seiner Konsistenz dem Kalbfleisch. Das Würzen der Tofuspeisen ist also sehr wichtig. Das Eiweiß im Tofu ist biologisch besonders hochwertig, außerdem enthält Tofu wenig Kalorien. Sie können ihn in Würfel schneiden und wie Gulasch zubereiten oder ihn wie ein Schnitzel in der Pfanne braten. Oder sie zerkrümeln den Tofu und verwenden ihn anstelle von Hackfleisch. Ihrer Phantasie sind keine Grenzen gesetzt. Mittlerweile ist Tofu auch schon in vielen Supermärkten erhältlich. Im Reformhaus finden Sie Tofupasten als Brotaufstrich oder Tofuscheiben als Brotbelag. Tofu kann auch geräuchert werden; er wird Ihnen schmecken, wenn Sie das

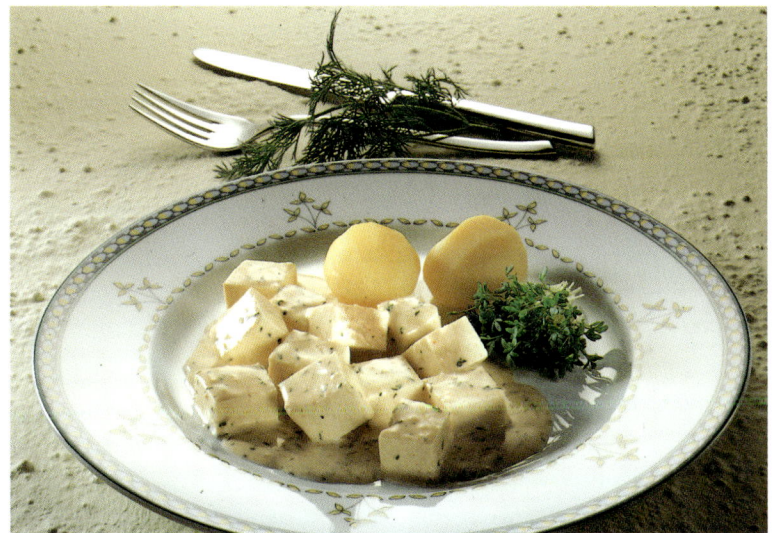

Räucheraroma bestimmter Fleisch- und Wurstwaren schätzen. Tofu wird auch bei uns immer beliebter. Inzwischen gibt es eine Reihe von Kochbüchern, die sich ausschließlich mit dem Thema »Tofu« und seiner Herstellung beschäftigen.

Weitere Tips für den Fleischersatz

▶ In Reformhäusern sind vegetarische Brotaufstriche und Pasten erhältlich; versuchen Sie einmal den Brotaufstrich »Gutsherrenart«, wenn Sie Leberwurst gern mögen. Er schmeckt sehr ähnlich.

▶ Auch vegetarisches Schmalz bekommen Sie im Reformhaus, falls Sie bisher gerne Schmalzbrote mochten. Es schmeckt täuschend ähnlich, und auch als Liebhaber von herzhaftem Geschmack werden Sie begeistert sein.

▶ Speckwürfel im Krautsalat können Sie durch geröstete Sesamsamen, die geschmacklich ganz ähnlich sind, ersetzen.

▶ Ein anderer schmackhafter Ersatz für Speckwürfel sind Stückchen von geräucherter Tofupastete, die Sie im Reformhaus erhalten.

▶ Wenn Sie gerne Kalbfleisch essen, sind in Knoblauchöl angebratene oder gegrillte Austernpilze ein guter Ersatz.

Tofu gehört in der asiatischen Küche, wo traditionell wenig Fleisch verwendet wird, zu den Grundnahrungsmitteln. Tofu liefert gerade dem strengen Vegetarier wichtige Aminosäuren, die sonst nur in tierischen Produkten vorkommen.

▶ Aus Grünkern können Sie Bratlinge herstellen, die ähnlich wie »Fleischpflanzerl« (Frikadellen, Buletten) schmecken. Als zusätzliche Würze ist Majoran besonders geeignet. Grünkern ist eine Getreideart. Um ihn hackfleischähnlich zuzubereiten, wird er geschrotet und mit Zwiebeln angebraten. Mit Grünkernschrot können Sie Hackfleisch in allen konventionellen Rezepten ersetzen. Im Reformhaus gibt es fertige Bratlingsmischungen mit Grünkern. Diese müssen nur noch mit Wasser und Ei angerührt werden.

▶ Mit Zwiebeln angebratene, klein gehackte Austernpilze können anstelle von Hackfleisch z. B. auch zum Füllen von Paprikaschoten oder Krautwickeln verwendet werden.

▶ Fleisch kann praktisch immer durch Tofu ersetzt werden.

▶ Wenn Sie mit Käse überbackene Aufläufe lieben, verzichten Sie auf Emmentaler- oder Goudascheiben, und verwenden Sie lieber intensiv schmeckende Käsesorten wie Parmesan oder Greyerzer, die Sie reiben. Diese schmecken sehr viel intensiver, und Sie benötigen wesentlich weniger Käse.

> Grünkern, ein aus unreifem, gedorrtem Dinkel hergestelltes Getreide, ist durch sein würziges Aroma ein idealer Fleischersatz.

Keine Ernährung ohne Freude am Essen

Die neue Ernährung soll Ihnen vor allem Spaß machen. Am besten, Sie kaufen sich ein Kochbuch über Vollwertkost und suchen nach Rezepten, die Ihrem Geschmack entsprechen. In der Vollwertküche darf intensiv mit Kräutern gewürzt werden. Am einfachsten können Sie sich mit den Grundzügen der Vollwerternährung in einem Kochkurs vertraut machen. Solche Kurse werden regelmäßig von Volkshochschulen oder Familienbildungsstätten angeboten.

Auch in der Vollwerternährung brauchen Sie nichts zu verzehren, was Ihnen nicht schmeckt. Statt Gemüsesorten zu essen, die Ihnen noch nie geschmeckt haben, probieren Sie lieber Obst und Gemüsesorten, die Sie noch nicht kennen. Sie werden erstaunt sein, wie viele unterschiedliche Geschmacksrichtungen es gibt, und entdecken sicherlich einiges, was Sie häufiger verwenden wollen. Zu den meisten Standardgerichten der Hausmannskost gibt es schmackhafte vollwertige Alternativen.

Alternative Kostvorschläge

Statt zu...	Greifen Sie lieber zu ...
▶ **Frühstück**	
Speck und Ei	Obstsalat und Vollkorntoast mit Marmelade
Wurstbrot	Frischkornbrei, Joghurt mit Früchten
▶ **Mittagessen**	
Wiener Schnitzel, poliertem Reis	Pellkartoffeln mit Kräuterquark, gemischtem frischem Salat
Fleischpflanzerl, Kartoffelsalat	Grünkernbratlinge, Karottenfrischkost, Ofenkartoffeln
Steak, Reis	Gegrillten Austernpilzen, Vollkornrisotto, Salat mit Walnussdressing
▶ **Abendessen**	
Aufschnittplatte (Wurst und Käse) mit Brot	Tofupastete, vegetarischen Aufstrichen mit Vollkornbrot, Gurkenscheiben und Frischkäse, Radieschen
Schinken-Käse-Omelett	Omelett mit Champignonfüllung und frischen Kräutern
Fleischsalat und Semmeln	Salat aus Vollkornnudeln oder -reis, Tomaten und Mais

Schwächen zulassen

Wenn Sie manche Dinge besonders vermissen, gönnen Sie sich ab und zu, z. B. am Sonntag, eine kleine Portion davon. So fällt Ihnen die Umstellung leichter. Häufig werden Sie überrascht feststellen, dass Ihnen mit der Zeit Ihre »Lieblingsgerichte« nicht mehr so recht zusagen. In vielen Fällen ändert sich das Geschmacksempfinden nach einer Umstellung auf die Vollwertkost. Fett, Salz oder auch Zucker wird plötzlich sehr viel intensiver und häufig als penetrant empfunden. Je mehr Gemüse und Salate Sie zu sich nehmen, desto eher werden Ihnen früher geschätzte Fleischmahlzeiten belastend und schwer vorkommen.

Trauern Sie nicht den Speisen nach, die Sie nicht essen sollten, sondern freuen Sie sich darüber, so viele neue, Ihnen bisher nicht bekannte Lebensmittel kennen zu lernen.

Essen in Gesellschaft

Der Umgang mit Einladungen

Viele Menschen haben Angst, aus der Reihe zu tanzen oder aufzufallen. Vielleicht empfinden Sie Unbehagen bei der Vorstellung, auf einer Einladung auf das Hauptgericht oder den Alkoholgenuss verzichten zu müssen. Möglicherweise fürchten Sie, wegen Ihrer neuen und gesünderen Gewohnheiten belächelt oder gar verspottet zu werden, und lassen Ihre mühsam erworbenen guten Gewohnheiten daher lieber von vornherein zu Hause. In der Regel stellen sich solche Befürchtungen als unbegründet heraus. Denn die meisten Menschen reagieren verständnisvoll, wenn Sie ihnen Ihr gesundheitliches Problem kurz erläutern. Schließlich haben Sie damit auch Vertrauen bewiesen. Das gilt besonders im privaten Bereich.

Wer soll einen sonst verstehen, wenn nicht Familie und Freundeskreis. Seien Sie hier ganz ehrlich: Sagen Sie, dass Ihr Arzt bei Ihnen eine Krankheit festgestellt hat, die stark von der Ernährung beeinflusst wird. Deshalb sollten Sie kein Fleisch und keinen Fisch essen sowie möglichst auf Alkohol verzichten. Vielleicht können Sie schon im Voraus den Gastgeber informieren; Ihre Hemmschwelle wird dann niedriger sein. Bitten Sie Ihre Freunde, keine Umstände zu machen. Sie werden sehen, auch von Gemüse, Reis, Brot und Salat wird man satt!

> Ein offenes Wort ist die beste Problemlösung: Sagen Sie Freunden, dass Fleisch Ihnen nicht gut tut, und Sie lieber nur Beilagen essen möchten.

Geschäftsessen

Schwieriger ist es, wenn Sie mit Geschäftsfreunden unterwegs sind. Doch auch hier gibt es Möglichkeiten, ohne viel Aufsehen zu erregen, Fleischgerichte zu vermeiden.

▶ Schlagen Sie ein Restaurant vor, in dem ohnehin viele gemüsebetonten Gerichte serviert werden, z. B. ein italienisches oder asiatisches Restaurant.

▶ Im Steakhaus können Sie Ihre Liebe zu Kartoffeln betonen: Man kann in vielen Steakhäusern heute auch nur gebackene Kartoffeln mit verschiedenen Dips und Salaten bestellen. Auch Salatbuffets gehören zum Standard eines guten Steakhauses.

▶ Wählen Sie ein Lokal mit Buffetmöglichkeit. Dort finden Sie immer viele fleischlose Gerichte, oder Sie haben die Möglichkeit, nur ein ganz kleines Stück Fleisch zu nehmen; das wird niemandem weiter auffallen. Als Desserts stehen heute oft Obstsalate zur Verfügung.

Den Zeitgeist nutzen

Vermutlich sind Ihre Bedenken darüber, was Ihre Mitmenschen von Ihnen denken mögen, übertrieben. Wir leben heute in einer Zeit, in der jeder fit, jung, schlank und gesund sein möchte. Deshalb gelten Vegetarier oder Menschen, die keinen Alkohol trinken, nicht mehr als Außenseiter. Eine Ernährung, die sich mit dem Modewort »light« beschreiben lässt, entspricht unserem Zeitgeist und wird von den meisten Menschen akzeptiert. Auch die vielen Fleischskandale der letzten Jahre, wie Rückstände von Arzneimitteln, Schweinepest, Salmonellen oder die Rinderseuche BSE, bewirken, dass viele Menschen heute dem Verzehr von Fleisch gegenüber kritisch eingestellt sind. Der Verzicht auf Alkohol wird heute kaum mehr bemerkt. Wenn Sie wirklich nicht offen sein wollen, gibt es Ausreden. Sagen Sie, Sie müssten am nächsten Tag früh aufstehen oder Sie bekämen von Wein Migräne.

Wenn Sie Freunde und Bekannte haben, die sich auch vegetarisch ernähren, gehen Sie doch einmal in ein vegetarisches Restaurant, und lassen Sie sich verwöhnen.

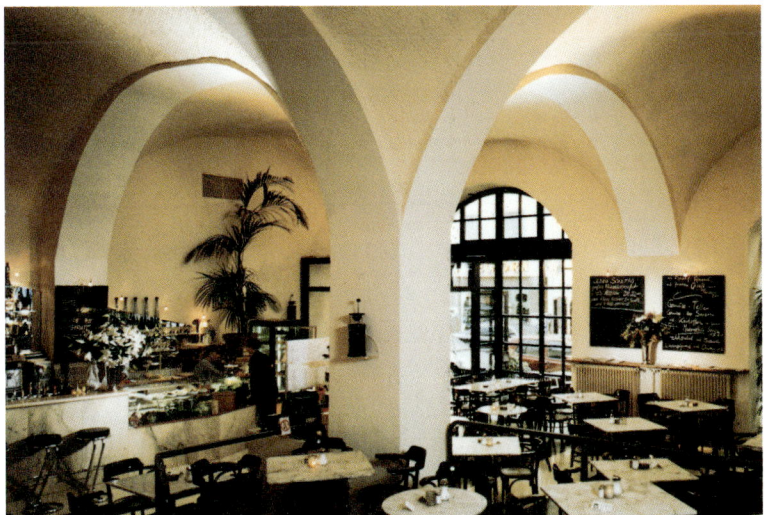

Mittlerweile gibt es in Deutschland eine ganze Reihe von vegetarischen Restaurants, die köstliche und phantasievolle Gerichte anbieten. Ein Beispiel dafür ist das »Prinz Myschkin« in Münchens Innenstadt.

Gicht und Freizeit

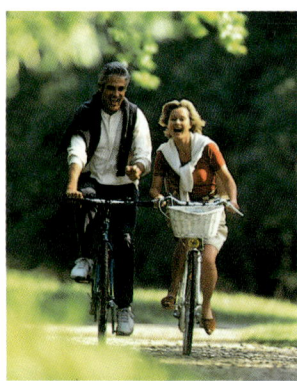

Radfahren regt den Kreislauf an, stärkt die Bein- und Bauchmuskulatur und bringt Sie an die frische Luft.

Sport – den Körper fordern

Ausreichende und vor allem regelmäßige Bewegung ist ein wichtiger Bestandteil Ihres »neuen Lebensstils«. Dabei geht es nicht darum, sportliche Höchstleistungen zu vollbringen, sondern Sie wollen Organsysteme, Muskulatur und Gelenke stärken. Dazu bedarf es gezielter Bewegung. Sicher schätzen Sie die wohl tuende Wirkung einer Massage: Sie ist jedoch eine passive Maßnahme. Dieselben Effekte und das gute Gefühl danach können Sie auch mit einem aktiven Bewegungsprogramm erreichen; und das kommt Ihrer Gesundheit noch viel mehr zugute.

Sport bei Gelenkerkrankungen

Bei Erkrankungen mit Gelenkbeteiligung kann Sport:
- ▶ Den Schmerz und die Funktionsbeeinträchtigung bessern
- ▶ Die Entzündungsreaktion dämpfen
- ▶ Das Fortschreiten der Erkrankung verlangsamen oder aufhalten
- ▶ Eine Versteifung des Gelenks verhindern

Letztlich wirkt sich Sport auch positiv auf Ihr psychisches Gleichgewicht aus.

Wer lange keinen Sport gemacht hat, tut gut daran, sich von kompetenten Trainern beraten zu lassen. Überforderung ist einer der häufigsten Gründe, warum eine sportliche Betätigung schnell wieder aufgegeben wird.

Sport und Gichterkrankung

Im symptomfreien Intervall einer Gichterkrankung kann Sport:
- ▶ Die Flexibilität des betroffenen Gelenks aufrechterhalten
- ▶ Die Uratablagerung verhindern
- ▶ Die Harnsäureausscheidung über die Nieren erhöhen

Durch Bewegung wird das Gewebe gespült, Stoffwechselprodukte werden so schneller abtransportiert. Regelmäßiges, richtig durchgeführtes körperliches Training ist ein wichtiger Schutz für die Gelenke: Durch die rhythmische Be- und Entlastung des Gelenks während der körperlichen Aktivität wird die Durchblutung erhöht. Das verbessert den Knorpelstoffwechsel. Die Muskeln sind die wichtigste Stütze der Gelenke, doch auch sie können nur durch regelmäßiges Training gekräftigt werden.

Die richtigen Übungen stabilisieren darüber hinaus gelenknahe Strukturen wie Kapseln, Bänder und Sehnen. Die gesamte Gelenkführung wird auf diese Weise stabilisiert. Die verbesserte aktive muskuläre Stabilisierung des Gelenks schützt auch die passiven gelenknahen Strukturen vor Überdehnung sowie Zerreißen und kann Gelenkinstabilitäten verhindern. Der Muskel ist so gesehen quasi der »Stoßdämpfer« der Gelenke.

Bewegung verbessert die Sauerstoffversorgung

Die Bewegungstherapie besitzt ähnliche Wirkungen wie eine Sauerstofftherapie, da mit ihrer Hilfe Muskeln und Bindegewebe besser mit Sauerstoff versorgt werden. Durch das Training verbessert sich vor allem der Knorpelstoffwechsel. Sehnen, Bänder und Kapseln werden straffer und reißfester. Wichtig ist, dass Sie sich zu Beginn nicht überfordern. Wenn Sie erst einmal mit einem regelmäßigen Training begonnen haben, können Sie die Belastungsintensität langsam erhöhen. So vermeiden Sie auch Frustrationen, die einen häufig dazu bringen, das Training wieder abzubrechen.

Das Ausmaß der Belastung lässt sich durch die regelmäßige Pulsüberwachung während des Trainings ermitteln. Der optimale Trainingspuls wird folgendermaßen ermittelt: Ziehen Sie von 220 Ihr Lebensalter in Jahren ab. Der optimale Trainingspuls pro Minute beträgt 75 Prozent des so ermittelten Wertes. Bei einem 60-jährigen ergibt sich beispielsweise folgende Rechnung: (220 – 60) x 75/100. Das entspricht 120 Pulsschlägen pro Minute. Wenn Sie an Herz-Kreislauf-Krankheiten leiden oder bereits einen Herzinfarkt hinter sich haben, fragen Sie Ihren Arzt, ob und wie weit Sie sich belasten dürfen.

Tips für die richtigen Bewegungsabläufe erhalten Sie von Krankengymnasten, Volkshochschulen oder gesundheitlich orientierten Sportstudios mit entsprechend geschulten Trainern.

Die optimale Herzfrequenz beim Sport liegt bei 110 bis 130 Schlägen pro Minute. Wer anfängt, Sport zu treiben, sollte seinen Puls häufiger kontrollieren. Die Trainingsfrequenz ist schneller erreicht, als man denkt.

Die geeignete Sportart finden

Allerdings gelten diese positiven Auswirkungen auf Muskeln und Gelenke nur für bestimmte Sportarten. Sportarten mit hohen Druckbelastungen, Drehbewegungen oder abrupten Bewegungen (wie z. B. Squash, Abfahrtski, Snowboard) bedeuten eine zu hohe Belastung für die Gelenke. Empfehlenswert sind alle gleichmäßigen, rhythmischen Bewegungssportarten. Für Gichtpatienten gilt der Grundsatz: Sportlich auf die sanfte Tour. Positive Auswirkungen auf den Stoffwechsel werden vor allem bei Sportarten beobachtet, die gleichzeitig möglichst viele verschiedene Muskelgruppen beanspruchen. Das Training sollte über mindestens eine halbe Stunde andauern.

Sparen Sie nicht an der falschen Stelle. Gute, stoßdämpfende und Ihrem Fuß bzw. Ihren Laufgewohnheiten angepasste Schuhe entlasten Rücken und Gelenke.

Lauftraining beansprucht die meisten Muskeln

Beachtung verdient vor allem das sogenannte Walking (Gehen), eine Sportart, die in den USA schon sehr populär ist und auch bei uns zunehmend beliebter wird. Es handelt sich dabei um das schnelle Gehen in einer bestimmten Technik, die in jedem Alter leicht zu erlernen ist. Im Vergleich zum immer noch beliebten Jogging werden die Gelenke bei dieser Sportart dreimal geringer belastet, die Ausdauer wird aber ebenso gut trainiert. Walking ist also eine echte Alternative für Menschen mit vorgeschädigten Gelenken oder für Übergewichtige, die beim Joggen ihre Gelenke zu stark belasten würden. Die positiven Auswirkungen auf den Stoffwechsel und die im Vergleich zum Jogging geringere Gefahr der Überforderung machen diesen Sport gerade für

Besonders geeignete Ausdauersportarten

▶ Walking
▶ Schwimmen
▶ Wandern
▶ Radfahren
▶ Gymnastik
▶ Skilanglauf

▶ Dauerlauf/Jogging (wenn Ihre Gelenke nicht bereits durch Arthrose oder andere degenerative Erkrankungen in Mitleidenschaft gezogen sind)

Walking News

Im November 1996 wurden auf dem größten internationalen Kongress für Herz-Kreislauf-Erkrankungen sensationelle Studienergebnisse zum Walking vorgestellt:

▶ Frauen, die mindestens drei Stunden pro Woche trainierten, hatten ein um 40 Prozent geringeres Risiko, einen Herzinfarkt oder Schlaganfall zu erleiden, als Frauen, die keinen Sport ausübten.

▶ Je rascher die Damen ausschritten, umso besser: Frauen, die mit einer Geschwindigkeit von mindestens 4,8 Kilometer in der Stunde walkten, reduzierten das Risiko dieser Erkrankungen um 52 Prozent, die Langsameren immerhin noch um 32 Prozent.

Gichtpatienten besonders geeignet. Benötigt werden lediglich gute stoßdämpfende Schuhe, und es kann losgehen. Bücher über diese Sportart finden Sie mittlerweile in jeder gut sortierten Buchhandlung.

Aufwärmen beugt Verletzungen vor

Verletzungsgefahr besteht beim Sport vor allem dann, wenn die noch kalte Muskulatur beansprucht wird. Die Muskulatur sollte vor der Belastung angewärmt werden, z. B. durch Dehnübungen, die heute vielfach auch als Stretching bezeichnet werden.

▶ Machen Sie einen Ausfallschritt nach vorn, das vordere Knie ist gebeugt, das hintere Bein gestreckt. Legen Sie die Hände locker auf den Oberschenkel des vorderen Beins, der Oberkörper bildet eine Linie mit dem nach hinten gestellten Bein. Bewegen Sie den Oberkörper langsam nach hinten, Sie spüren dabei eine Dehnung in der Leistengegend.

▶ Die Dehnung sollten Sie ca. acht bis zwölf Sekunden aufrechterhalten, danach entspannen Sie. Schütteln Sie die Beine locker aus.

▶ Die richtige Dehnungsspannung ist erreicht, wenn Sie ein noch angenehmes Ziehen verspüren.

▶ Atmen Sie während der Dehnung ruhig und regelmäßig weiter.

▶ Lockern Sie nach der Dehnung die Muskeln durch vorsichtiges Schütteln.

Sanfte Sportarten, die die Gelenke nicht übermäßig belasten, sind für Gichtpatienten ideal. Dazu gehört u. a. Walking, das Lauftraining aus den USA.

Gichtanfall durch zu große Strapazen

Bei jeder sportlichen Betätigung im Freizeitbereich sollte die sinnvolle Belastung im Vordergrund stehen, unsinnige Strapazen sollten dabei vermieden werden. Besonders für Gichtpatienten ist es sinnvoll, die Belastung nicht zu hoch anzusetzen und nur langsam zu steigern. Extreme Belastungen können einen Gichtanfall auslösen, da durch die verschiedenen Arten der Energiegewinnung unterschiedliche Stoffwechselprodukte anfallen.

▶ Die aerobe Form der Energiegewinnung ist besonders ökonomisch. Der Name »aerob« kommt daher, dass Sauerstoff verbrannt wird. Voraussetzung für diese Form der Energiegewinnung ist, dass die Muskulatur ausreichend durchblutet werden kann. Je besser trainiert ein Sportler ist, umso länger kann seine Muskulatur aerob arbeiten.

▶ Die anaerobe Energiegewinnung ist sozusagen der Notnagel der Energieerzeugung. Erst wenn kein Sauerstoff mehr zur Verfügung steht, schaltet der Körper auf die anaerobe Energiegewinnung um. Dabei entsteht als ein Endprodukt Milchsäure, ähnlich wie beim Alkoholabbau. Durch extreme Strapazen kommt es zu einem raschen Anstieg der Milchsäurekonzentration, der einen Gichtanfall auslösen kann. Milchsäure wird auch für das Entstehen von Muskelkater mitverantwortlich gemacht.

Hüten Sie sich also vor ungewohnt intensiver Beanspruchung: Durch Strapazen steigt die Milchsäurekonzentration, und es kann zu einer vorübergehenden Erhöhung der Harnsäure im Blut kommen. Dies geschieht einerseits durch die Freisetzung von Uratablagerungen aus dem Gelenk und andererseits durch die verminderte Ausscheidung von Harnsäure, da die Nieren mit der Eliminierung der Milchsäure beschäftigt sind. Auf diese Art kann ein Gichtanfall ausgelöst werden.

Sport auch für die Knochen

Durch unsere vorwiegend sitzende, bewegungsarme Lebensweise nimmt nicht nur bei Frauen nach den Wechseljahren, sondern auch bei Männern die Osteoporose ständig zu. D. h., die Knochensubstanz

Animieren Sie auch Ihre Kinder zum Sport! Bei Menschen, die schon in jungen Jahren regelmäßig Sport treiben, ist die Knochendichte höher: Damit haben sie eine bessere Ausgangssituation, wenn die Knochendichte altersbedingt abnimmt.

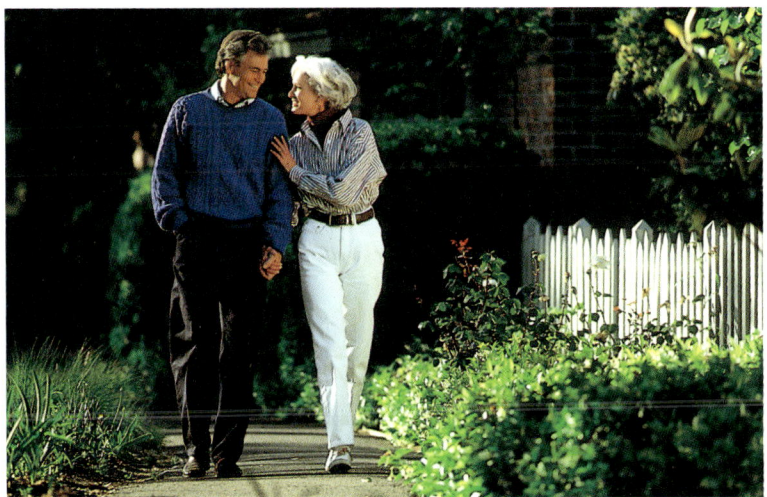

Regelmäßige Spaziergänge in der Natur sind beruhigend und gesundheitsfördernd – Körper, Geist und Seele werden es Ihnen danken.

wird abgebaut. Denn der Körper arbeitet wirtschaftlich: Wenn ein Knochen nicht durch Bewegung beansprucht wird, baut der Körper ihn einfach ab. Durch regelmäßige Bewegung kann der geschwächte Knochen wieder gekräftigt werden. Die alleinige Einnahme von Kalzium oder Vitamin D hat nur wenig Einfluss auf die Osteoporose. Der Körper härtet einen Knochen nur dann, wenn dieser die Festigkeit auch benötigt.

Bereits ein kleiner Spaziergang pro Tag ist wirksam gegen Osteoporose. Sport kann den Abbau von Knochensubstanz aufhalten und sogar zu einem Aufbau von Knochensubstanz führen. Ausdauersportarten sind zum Knochenaufbau am besten geeignet.

Wohl tuend für Körper und Seele

Körperliches Training wirkt sich auf alle Organsysteme positiv aus und hat daher erheblich größeren therapeutischen Nutzen als passive Verfahren wie Massagen: Besonders ausgeprägt ist der Einfluss des Sports auf das Herz-Kreislauf-System und den Stoffwechsel. Durch eine Verlangsamung des Herzschlags verlängert sich beim Trainierten die Durchblutungszeit des Herzens, der Sauerstoffbedarf verringert sich,

Die Kombination von Reduktionsdiät und Sport ist ideal. Sie sorgt für den Abbau von Fett und stärkt gleichzeitig die Muskulatur.

und die Gefäßelastizität bleibt erhalten. Auch die Atemtiefe nimmt zu, was zu einer Verringerung der Atemfrequenz führt; die Lunge wird besser durchblutet. Die höhere Durchblutung aller Organe optimiert auch den Stoffwechsel. Besonders positiv wird der Cholesterinspiegel beeinflusst. Regelmäßiges körperliches Training reduziert auf Dauer einen erhöhten Cholesterinspiegel. Dieser Effekt kann durch die richtige Ernährung noch erheblich verstärkt werden. Außerdem steigt durch regelmäßige Bewegung der HDL-Anteil des Cholesterins; LDL-Cholesterin, also der unerwünschte Cholesterinanteil, wird reduziert. Wissenschaftlich belegt ist außerdem, dass durch die bessere Sauerstoffversorgung bei sportlich Aktiven die Widerstandskraft der Leber gegen Gifte steigt.

> Beim Sport werden bestimmte Gehirnanteile besser durchblutet. Dadurch fördert die körperliche Belastung auch das Denken. Aus dem Ausgleich von sympathischem und parasympathischem Nervensystem resultiert eine bessere Konzentrationsfähigkeit und ein tieferer Schlaf.

Sport – die Psyche in den Urlaub schicken

Nicht zu unterschätzen sind die psychischen Auswirkungen von körperlichem Training: Aggressionen können abreagiert werden, das Selbstwertgefühl steigt, wenn das anfängliche Phlegma erst einmal überwunden ist. Für das wohlige Befinden nach dem Sport ist vermutlich die Ausschüttung von Endorphinen verantwortlich. Dies sind körpereigene opiumartige Stoffe, die einerseits die Schmerzempfindung unterdrücken, andererseits für eine Aufhellung der Stimmung sorgen. Bei Ausdauersportarten werden besonders viele Endorphine ausgeschüttet.

Bewegung und Gewichtsabnahme

Allein mit körperlicher Bewegung werden Sie es vermutlich nicht schaffen, Gewicht zu verlieren: Zum Abbau von nur einem Kilogramm Fettgewebe müssen 6000 bis 7000 Kilokalorien verbraucht werden. Im Vergleich dazu ist der Kalorienverbrauch bei Bewegung gering: So müssten Sie, um oben genannte Kilokalorien zu verbrauchen, 50 Stunden Spazieren gehen, 13 Stunden schwimmen oder 10 Stunden Joggen. Trotzdem ist körperliche Bewegung eine wichtige Hilfe beim Abnehmen – sie sollte in Kombination mit einer kalorienarmen

Ernährung durchgeführt werden. So wurde z. B. festgestellt, dass auch nach Beendigung des Trainings die Phase des erhöhten Energieverbrauchs noch eine ganze Zeit lang anhält. Vielfach wurde beobachtet, dass ein körperliches Training zwar den Appetit anregt, aber dennoch anschließend weniger gegessen wird, als während des Trainings verbraucht wurde. Wenn eine Diät mit einem Bewegungstraining kombiniert wird, so nimmt man dadurch nicht schneller ab, doch unter diesen Bedingungen wird mehr Fett und weniger fettfreie Körpermasse abgebaut. Die Muskelmasse wird bei so einer Vorgehensweise also nicht vermindert.

Sport und Fettstoffwechsel

Schließlich hat Sport in Verbindung mit Diät den günstigsten Einfluss auf die Fettkonzentration im Blut. Wenn Sie abnehmen wollen, empfehlen sich Sportarten mit der Möglichkeit zu lang andauernden, gleichmäßigen Belastungen, wie es beim Walking oder Bergwandern der Fall ist, denn erst nach 45 Minuten Training wird die meiste Energie durch den Fettstoffwechsel bereitgestellt. Ihr Fettstoffwechsel verändert sich, wenn Sie regelmäßig trainieren: Mit zunehmendem Training lernt der Organismus, Fettsäuren aus vorhandenen Fettdepos zu mobilisieren. Während beim Trainierten der Belastungsstoffwechsel mehr auf Fettabbau eingestellt ist, überwiegen beim Untrainierten der Fettaufbau und die Fetteinlagerung in Depots. Auch das Fettgewebe ist beim Trainierten anders zusammengesetzt als beim Untrainierten: Die Fettzellen sind kleiner und enthalten einen größeren Anteil an leicht mobilisierbarer Fettsubstanz.

Sport im Überblick

▶ Mäßig, aber regelmäßig. Gerade wenn Sie älter oder übergewichtig sind, sollten Sie es langsam angehen lassen. Nur eine regelmäßige, moderate Belastung ist Ihrer Gesundheit förderlich.
▶ Vor jedem Sport müssen die Muskeln aufgewärmt werden. Ca. zehn Minuten reichen, um die wichtigsten Muskelgruppen zu dehnen.

Im Urlaub lassen sich gute Vorsätze, z. B. ein täglicher Spaziergang, leichter verwirklichen. Vielleicht gelingt es dann auch, sie in den Alltag hinüberzuretten.

▶ Falscher Ehrgeiz schadet nur. Nach dem Sport sollten Sie sich entspannt sowie aktiv fühlen und nicht völlig kaputt auf das nächste Sofa sinken.

▶ Geteilter Spaß ist doppelter Spaß. Treiben Sie Sport mit einem geeigneten Partner, der Ihrem Trainingszustand in etwa entspricht. So können Sie sich gegenseitig über Phasen der Unlust helfen. Alleine haben nur wenige die Ausdauer, ein Training über einen längeren Zeitraum hinweg durchzuhalten.

▶ Ab dem vierten Lebensjahrzehnt gilt: Alle, die bisher nicht sportlich aktiv waren, sollten sich vor dem ersten Training vom Arzt untersuchen lassen.

▶ Wenn Sie sich überhaupt nicht dazu entschließen können, einen Sport in Angriff zu nehmen, oder an Tagen, an denen sich ein Training einfach nicht einplanen lässt, sollten Sie sich auf jeden Fall eine halbe Stunde Zeit nehmen für einen flotten Spaziergang, wenn möglich nicht direkt an der Straße, sondern in einem Park.

▶ Gehen Sie öfter zu Fuß zur Arbeit, oder fahren Sie mit dem Fahrrad. Ein wenig körperliche Anstrengung nach der Arbeit erleichtert Ihnen auch das Abschalten, und Sie können entspannt in den Feierabend einsteigen.

Auch wenn Sie eher ein unsportlicher Mensch sind, können Sie sich mit Bewegung fit halten. Genießen Sie die Natur bei einem ausgedehnten Spaziergang, den Sie immer häufiger einplanen sollten.

Mit Gicht in den Urlaub

Jeder freut sich ganz besonders auf den Urlaub. Nach den vielen Wochen der Arbeit sollen nun Entspannung und Erholung dominieren. Endlich können Sie tun und lassen, was Sie wollen. Niemand verfolgt Sie mit Terminen, unerledigten Aufträgen oder ähnlichem Stress. Dieses Gefühl verführt manche Menschen dazu, so richtig über die Stränge zu schlagen, wobei Essen und Trinken bei vielen an erster Stelle stehen. Achten Sie gerade im Urlaub auf sich, damit es nicht ausgerechnet in dieser »schönsten« Zeit des Jahres zu einem bösen Erwachen kommt, etwa wenn ein erneuter Gichtanfall Sie trifft. Ihnen als informiertem Gichtpatienten ist doch klar, dass es Genuss auch ohne fettes Essen und Alkoholexzesse gibt. Also genießen Sie!

Tips für einen beschwerdefreien Urlaub

▶ Nehmen Sie in Ihrer Reiseapotheke ausreichende Mengen Ihrer Medikamente mit.

▶ Vergessen Sie auch die Beipackzettel nicht, oder schreiben Sie sich die Inhaltsstoffe Ihrer Medikamente auf. Das hilft Ihnen, das richtige Präparat zu bekommen, falls Ihre Medikamente verloren gehen. Die Handelsnamen von Medikamenten unterscheiden sich mitunter von Land zu Land. Doch im Falle eines Falles findet der Apotheker anhand der Bezeichnungen der Inhaltsstoffe das richtige Medikament meist heraus.

▶ Medikamente gehören ins Handgepäck. Ihr Koffer wäre nicht der erste, der vorübergehend verloren geht.

▶ Informieren Sie sich bei Ihrem Arzt über die richtige Einnahmezeit, wenn Sie in eine andere Zeitzone fliegen.

▶ Wählen Sie ein Urlaubsziel oder ein Hotel mit gemüsebetonter Küche (z. B. ein Mittelmeerland oder Asien).

▶ Fragen Sie in Ihrem Reisebüro, ob Ihr Hotel feste Menüs oder Buffets anbietet. An einem schönen Buffet werden Sie keine Mühe haben, das Richtige zu finden.

▶ Versuchen Sie, Ihren Alkoholkonsum z. B. auf ein Glas Wein zu beschränken, und bestellen Sie Mineralwasser, um den Durst zu löschen.

▶ Denken Sie daran, in warmen Ländern mehr zu trinken als zu Hause. Durch Schwitzen verlieren Sie wesentlich mehr Flüssigkeit als normalerweise.

▶ Scheuen Sie sich nicht, auch im Ausland den Arzt aufzusuchen, wenn es Ihnen schlecht geht oder Sie einen Gichtanfall haben. Die Gicht ist eine Krankheit, die in den meisten Urlaubsländern bekannt ist, und der Hotelportier oder der Urlaubsbetreuer Ihres Reiseveranstalters wird Ihnen im Zweifel einen guten Arzt nennen können.

▶ Die meisten Fluggesellschaften bieten ihren Gästen inzwischen auch vegetarische Reisekost an. Denken Sie schon bei der Buchung daran, diesen Sonderwunsch anzugeben.

▶ Schließen Sie eine gute Reiseversicherung ab, die Sie im Notfall sinnvoll betreut und Ihnen mit Rat und Tat zur Seite steht.

Gründliche Reisevorbereitungen sind besonders für Gichtkranke unerlässlich. Wenn Sie die hier angeführten Ratschläge beherzigen, sind Sie auch für den Ernstfall gewappnet.

Glossar

Adipositas

Fettsucht (besteht ab einem Bodymass Index von 30).

Alimentär

Durch Nahrung bedingt.

Allopurinol

Medikament zur Verringerung der Harnsäuresynthese.

Arteriosklerose

Anderes Wort für Arterienverkalkung. Die Arteriosklerose ist die wichtigste und häufigste krankhafte Veränderung der Arterien. Sie ist gekennzeichnet durch deren Verhärtung, Elastizitätsverlust, Verdickung und Einengung des Innendurchmessers. Die Arteriosklerose ist ein bedeutender Risikofaktor für Herzinfarkt und Schlaganfall.

Benzbromaron

Medikament zur Erhöhung der Harnsäureausscheidung (Urikosurikum).

Blemaren

Medikament zur Anhebung des pH-Wertes im Urin.

Bodymass Index

Wert zur Bestimmung von Normal-, Unter- oder Übergewicht.

Bradytroph

Gewebe mit langsamem Stoffwechsel; Aufnahme und Abgabe von Nährstoffen erfolgen nicht über eine direkte Blutversorgung.

BSE

Bovine spongiforme Enzephalopathie, auch als Rinderwahn bezeichnet; derzeit stark in der öffentlichen Diskussion, da die Übertragbarkeit auf den Menschen durch den Genuss von Rindfleisch vermutet wird.

Cholesterin

Baustein für Steroide und Gallensäuren. Zu hohe Cholesterinwerte im Blut können ein Risikofaktor für Herz-Kreislauf-Erkrankungen sein.

DGE

Deutsche Gesellschaft für Ernährung.

Diabetes mellitus

Zuckerkrankheit, Stoffwechselerkrankung aufgrund eines Mangels an Insulin oder der Wirksamkeit von Insulin.

DNA

Desoxyribonukleinsäure ist Träger des genetischen Kodes. Die Reihenfolge der Purinbasen Adenin und Guanin sowie der Pyrimidinbasen Thymin und Zytosin verschlüsselt die Erbinformation. Die DNA kommt hauptsächlich im Zellkern vor – und zwar in den Chromosomen.

Endothel

Innerste Schicht der Gefäßwände, bestehend aus flachen Zellen. Durch bestimmte Risikofaktoren kann es an Verletzungen in dieser Schicht zu Ablagerungen kommen, die als arteriosklerotische Veränderungen bezeichnet werden.

Entzündung

Reaktion des Körpers auf schädigende Reize, u.a. eine Ansammlung von weißen Blutkörperchen (Leukozyten) im Gewebe sowie Rötung, Schwellung, Überwärmung, Schmerzen und Bewegungseinschränkung.

Hämolytische Anämie

Form der Blutarmut, die durch eine unzureichende Haltbarkeit der roten Blutkörperchen zustande kommt.

Harnsäure

Schwer wasserlösliche organische Säure, die beim Menschen das Endprodukt des Purinstoffwechsels darstellt.

Hippokrates
Griechischer Arzt, ca. 460–370 v. Chr.; begründete die wissenschaftliche Medizin.

Hypertonie
Bluthochdruck (dauerhafte Erhöhung der systolischen Blutdruckwerte auf über 160 und der diastolischen Werte auf über 95).

Hyperurikämie
Erhöhter Harnsäuregehalt des Blutes; Normalwerte für Männer 2,6 bis 6,5, für Frauen 2,6 bis 5,5 Milligramm pro 100 Milliliter Blut.

 ### Klimakterium
Wechseljahre der Frau, durch den Wegfall der zyklischen Eierstockfunktion bedingt. Dies hat das Ausbleiben der Regelblutungen zur Folge.

Kolchizin
Stoff aus der Herbstzeitlose, Therapeutikum für den akuten Gichtanfall.

 ### Laktovegetabil
Vegetarische Ernährung unter Einbeziehung von Milch und Milchprodukten.

 ### P/S-Quotient
Verhältnis von ungesättigten zu gesättigten Fettsäuren in den verschiedenen Fettarten: je größer der P/S-Quotient, desto wertvoller ist das Fett.

Phagozyten
Weiße Blutkörperchen, die feste Partikel aufnehmen und abbauen können.

pH-Wert
Messwert zur Bestimmung, ob es sich bei einem Stoff um eine Säure (pH 0 bis 7) oder eine Base (pH 7 bis 14) handelt.

Podagra

Akuter Gichtanfall an der Großzehe.

Probenezid

Medikament zur Erhöhung der Harnsäureausscheidung (Urikosurikum).

Purine

Bausteine, die u. a. zur Herstellung der Purinbasen Adenin und Guanin benötigt werden.

Tophus (Tophi)

Knötchenbildung, z. B. durch Ablagerung von Harnsäurekristallen.

Urate

Salze der Harnsäure, die in ihrer Kristallstruktur noch schlechter wasserlöslich sind als die Harnsäure.

Uratsteine

Konkrementbildungen in der Nieren, die aus Harnsäurekristallen bestehen und eine Nierenkolik auslösen können.

Usuren

Kleine Knochenzerstörungsbereiche als Spätfolge der Gicht.

Vitamine

Name	Wichtig für	Enthalten in
Vitamin A	Immunabwehr, gutes Sehen, glatte Haut	Karotten, Spinat, Papayas
Vitamin B1 (Thiamin)	Nervenstärke, Verdauung, gutes Gedächtnis	Sonnenblumenkernen, Weizenkeimen, Naturreis

Name	Wichtig für	Enthalten in
Vitamin B2 (Riboflavin)	Stoffwechsel, Haare, Fingernägel	Mandeln, Vollkorngetreide, Käse
Vitamin B6 (Pyridoxin)	Sehen, Stoffwechsel, Immunsystem	Sojabohnen, Fisch, Weizenkeimen
Vitamin B12 (Kobalamin)	Rote Blutkörperchen, Knochen, Stimmung	Eigelb, Forelle, Hering
Vitamin C (Askorbinsäure)	Immunsystem, Zahnfleisch, Haare, Bindegewebe	Kiwis, Zitronen, Orangen, Zwiebeln, Kohlrabi, grünen Paprikaschoten
Vitamin D	Zähne, Knochen, Nerven, Herz	Hering, Milch, Vollkorngetreide
Vitamin E (Tokopherol)	Oxidations- und Zellschutz	Weizenkeimöl, Margarine, Sonnenblumenöl, Sojaöl
Vitamin K	Blutgerinnung, Stoffwechsel, Knochen	Grünkohl, Brokkoli, Spinat
Niazin	Stoffwechsel, Schlaf, Kreislauf	Geflügel, Lachs, Mandeln
Biotin	Stoffwechsel, Haut, Haare, Muskeln	Walnüssen, Erdnüssen, Sojabohnen
Folsäure	Gehirn, Blutbildung, Leber	Spinat, Weizenkeimen, Salat
Pantothensäure	Durchblutung, Fettstoffwechsel, Haut	Vollkorngetreide, Forelle, Hering

Über die Autorinnen

Dr. med. Susanne Kammerer arbeitet als selbstständige Medizinjournalistin und Autorin zahlreicher Veröffentlichungen zu den Themen Umweltmedizin, Pharmakologie und Ernährung.
Karin Drooff ist Ärztin und Medizinredakteurin. Ihre Schwerpunkte liegen im Bereich der Krankheitsvorbeugung und der Ernährung.

Literatur

Classen, M./Diehl V./Kochsiek, K. (Hrsg.): Innere Medizin. 3. Auflage. Verlag Urban & Schwarzenberg. München 1994
Mathies H./Wagenhäuser F. J. (Hrsg.): Richtlinien zur Therapie rheumatischer Erkrankungen. Compendia Rheumatologica 5. Verlag EULAR Publishers. Basel 1983
Jung, K.: Bewegungstherapie. Hippokrates Verlag. Stuttgart 1993
Zöllner, N.: Diät bei Gicht und Harnsäuresteinen. Falken Verlag. Niedernhausen 1996

Adressen, die weiterhelfen

Deutsche Arthrosehilfe e. V., Postfach 11 05 51, 60040 Frankfurt
Überregionaler Arbeitskreis Lupus Erythematodes, Meisenweg 9, 91056 Erlangen
Deutsche Rheuma-Liga e. V. Bundesverband, Rheinallee 69, 53173 Bonn

Hinweis

Das vorliegende Buch ist sorgfältig erarbeitet worden. Dennoch erfolgen alle Angaben ohne Gewähr. Weder Autorinnen noch Verlag können für eventuelle Nachteile oder Schäden, die aus den im Buch gemachten praktischen Hinweisen resultieren, eine Haftung übernehmen.

Bildnachweis

AKG, Berlin: 6, 27 (Erich Lessing); Bavaria, Gauting: 4 (TCL), 61 (FPG); Fotoarchiv, Essen: 29 (Kirsten Neumann); Pasieka Alfred, Hilden: 14, 16; Restaurant Prinz Myschkin, München: 79 (Tom Kohues); Südwest Verlag, München: 50, 52, 56, 58, 75 (Dirk Albrecht), U4, 63 (Karl Newedel); Tony Stone, München: Titel (Bob Thomas), 1 (David Hanover), 80 (Laurence Monneret), 84 (Ken Fisher); Transglobe Agency, Hamburg: 8 (Wolfgang Watzl), 45 (Jerrican)

Impressum

© 1997 Südwest Verlag GmbH in der Verlagshaus Goethestraße GmbH & Co. KG, München
2. Auflage 1999

Alle Rechte vorbehalten. Nachdruck – auch auszugsweise – nur mit Genehmigung des Verlags.

Redaktion:
Dr. Judith Schuler
Projektleitung:
Susanne Garte
Redaktionsleitung und medizinische Fachberatung:
Dr. med. Christiane Lentz
Bildredaktion:
Ute Schoenenburg
Produktion:
Manfred Metzger
Umschlag:
Heinz Kraxenberger, München; Till Eiden
Layout:
Wolfgang Lehner
DTP/Satz:
Reiner Löb
Druck:
Color-Offset, München
Bindung:
R. Oldenbourg, München

Printed in Germany

Gedruckt auf chlor- und säurearmem Papier

ISBN 3-517-01885-6

Register